Rüdiger Bertram

Klabautz in den Bäumen

Mit Bildern von Heribert Schulmeyer

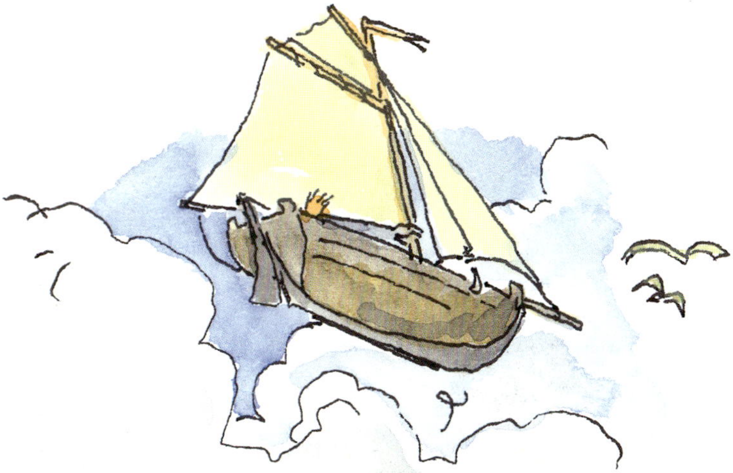

Ravensburger Buchverlag

Bibliografische Information Der Deutschen Nationalbibliothek:

Die Deutsche Nationalbibliothek verzeichnet diese Publikation
in der Deutschen Nationalbibliografie.
Detaillierte bibliografische Daten sind im Internet
über **http://dnb.d-nb.de** abrufbar.

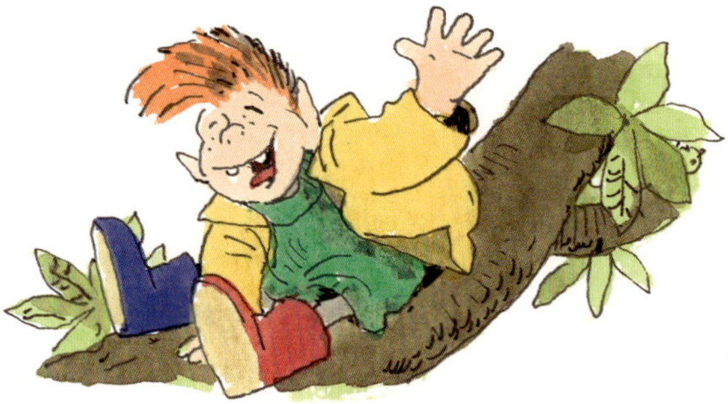

1 2 3 10 09 08

Ravensburger Leserabe

Umschlagbild: Heribert Schulmeyer
Umschlagkonzeption: Sabine Reddig
Redaktion: Sabine Schuler
Printed in Germany
ISBN 978-3-473-36350-6

www.ravensburger.de
www.leserabe.de

Inhalt

Gefährliche Piraten

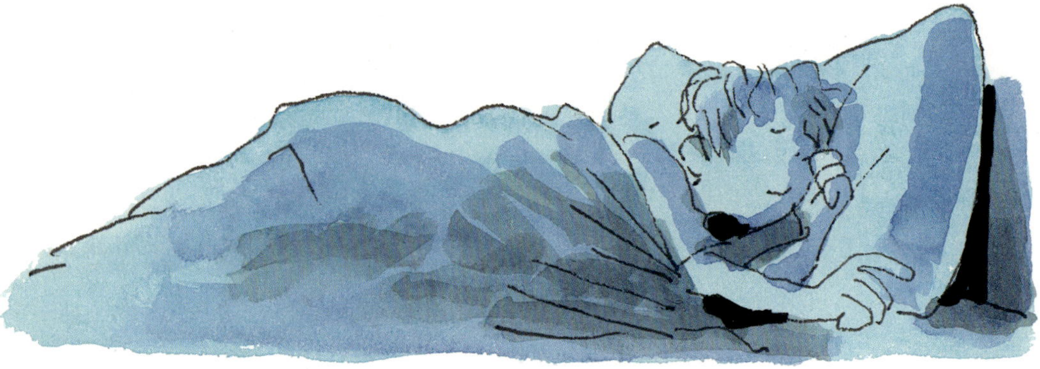

Niko liegt im Bett und wälzt sich von einer Seite auf die andere.

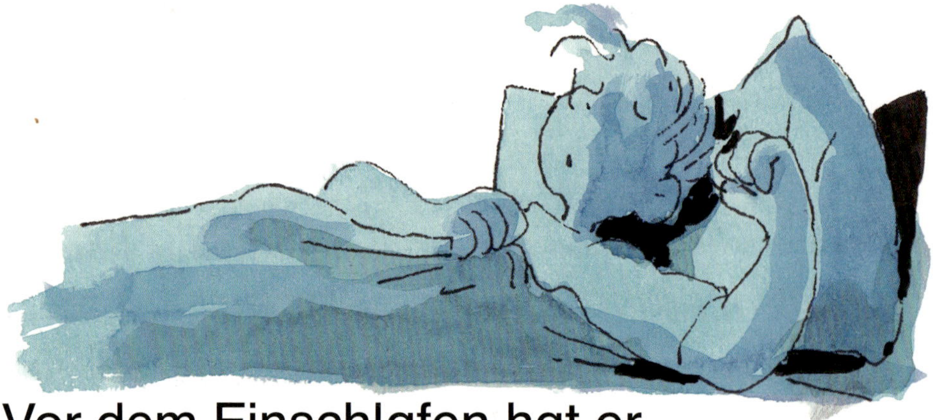

Vor dem Einschlafen hat er eine Piratengeschichte gelesen. Jetzt träumt er von scharfen Säbeln und krachenden Kanonen.

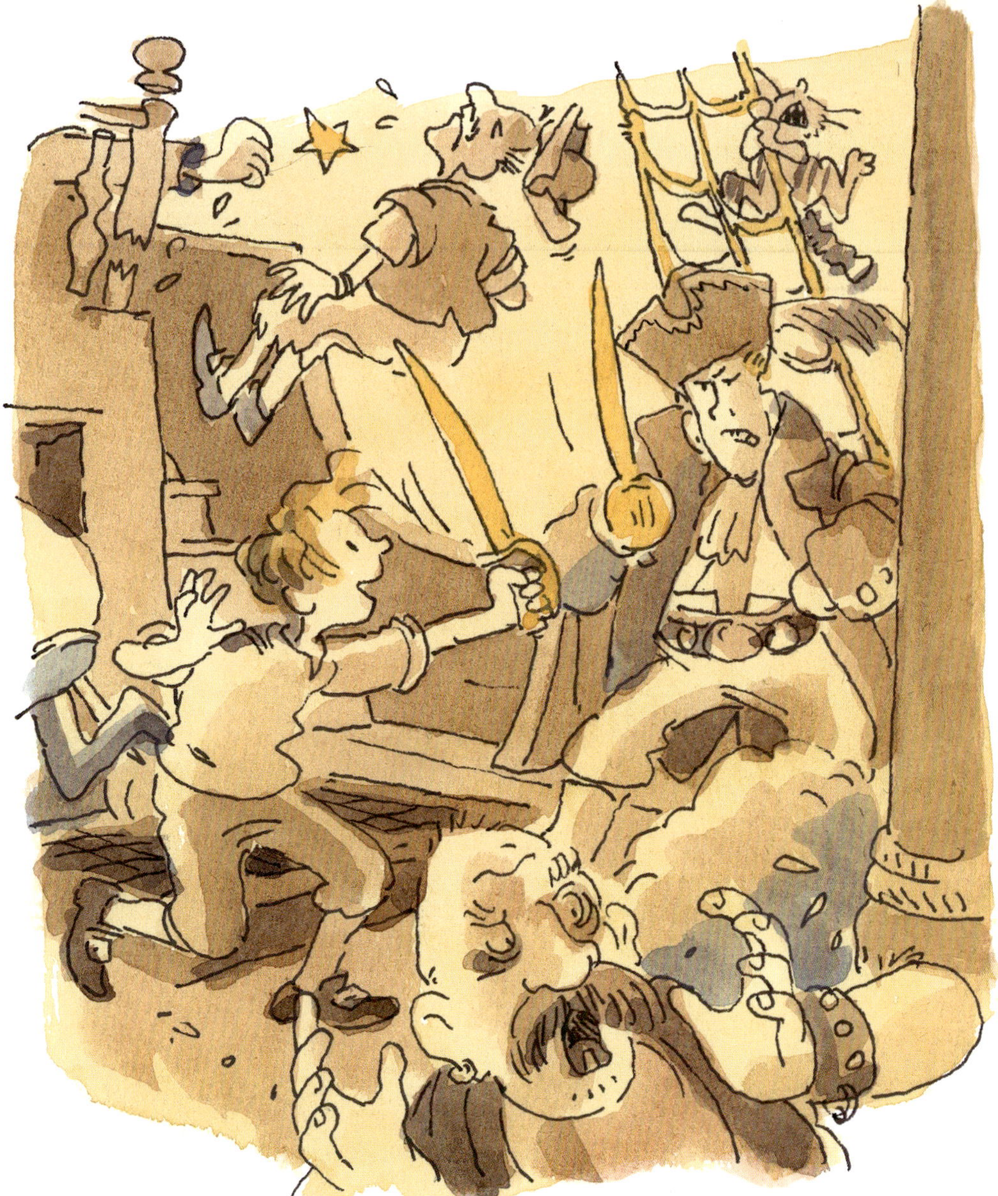

Niko ist mitten im Getümmel.
Er kämpft mit dem Kapitän der Piraten.
Der sieht aus wie der lange Stefan,
der Niko in der Schule immer ärgert.

Niko tritt dem Kapitän in den Hintern,
und der Seeräuber landet im Wasser.
Hurra!

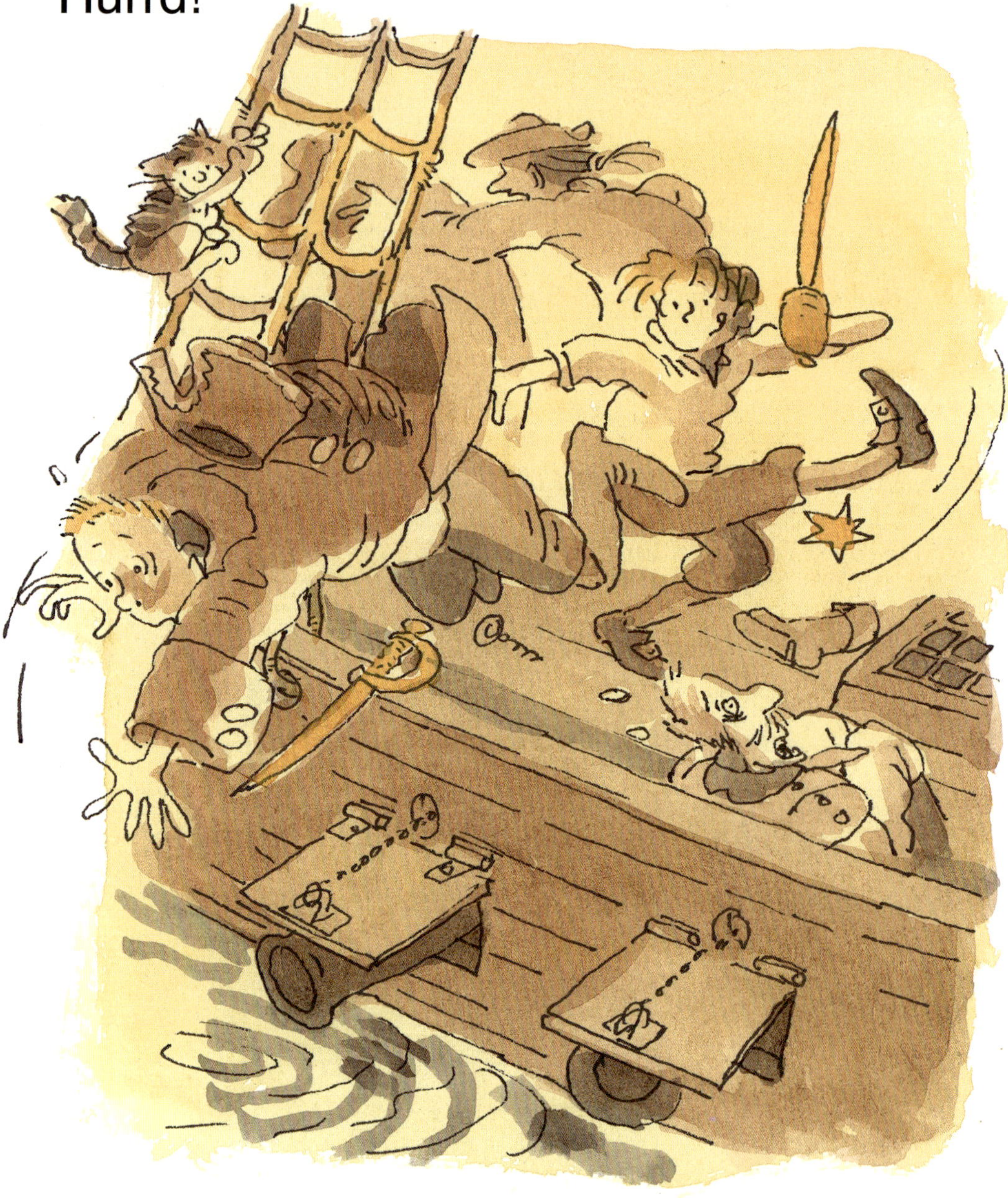

Da saust eine Kanonenkugel heran.
Es kracht fürchterlich.

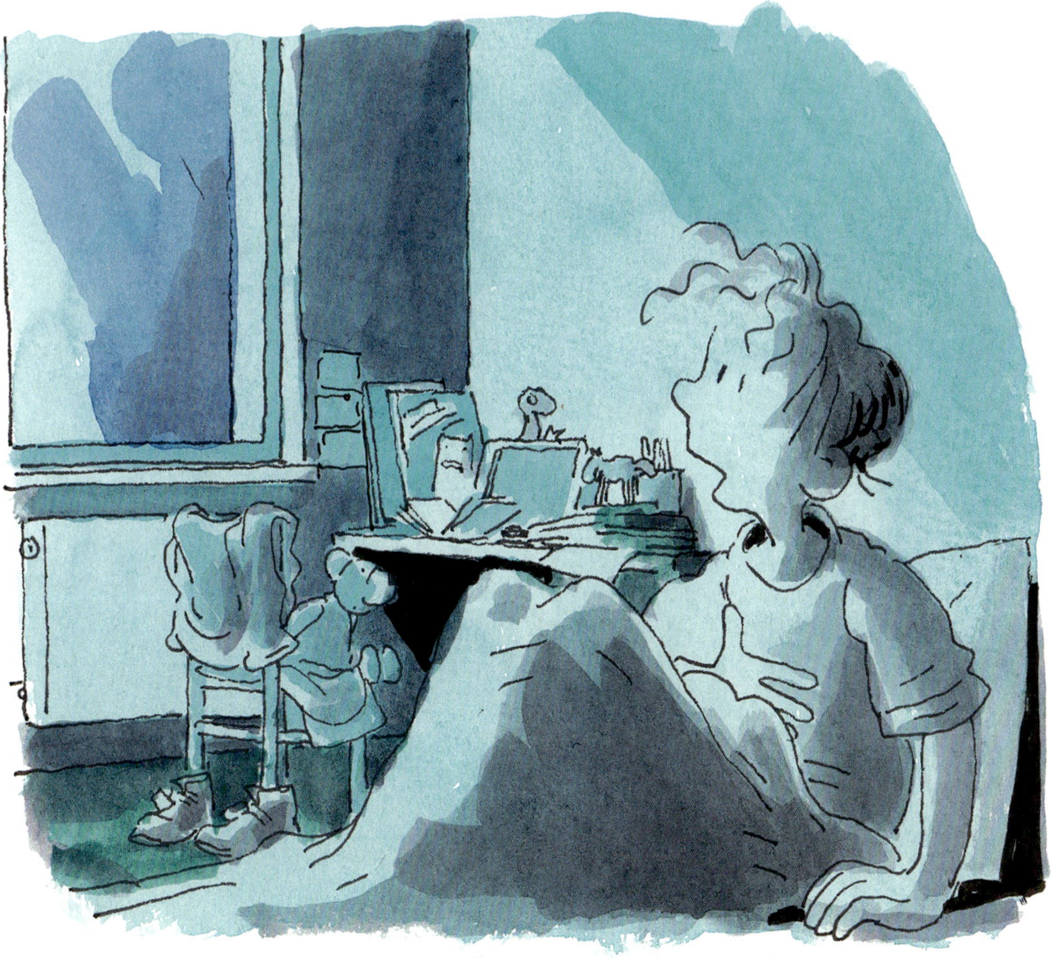

Niko wacht auf.
Etwas hat ihn geweckt.
Ein krachendes Geräusch
von draußen.

Niko geht ans Fenster
und schaut hinaus in den Garten.
Der Kastanienbaum leuchtet silbern
im Mondlicht.

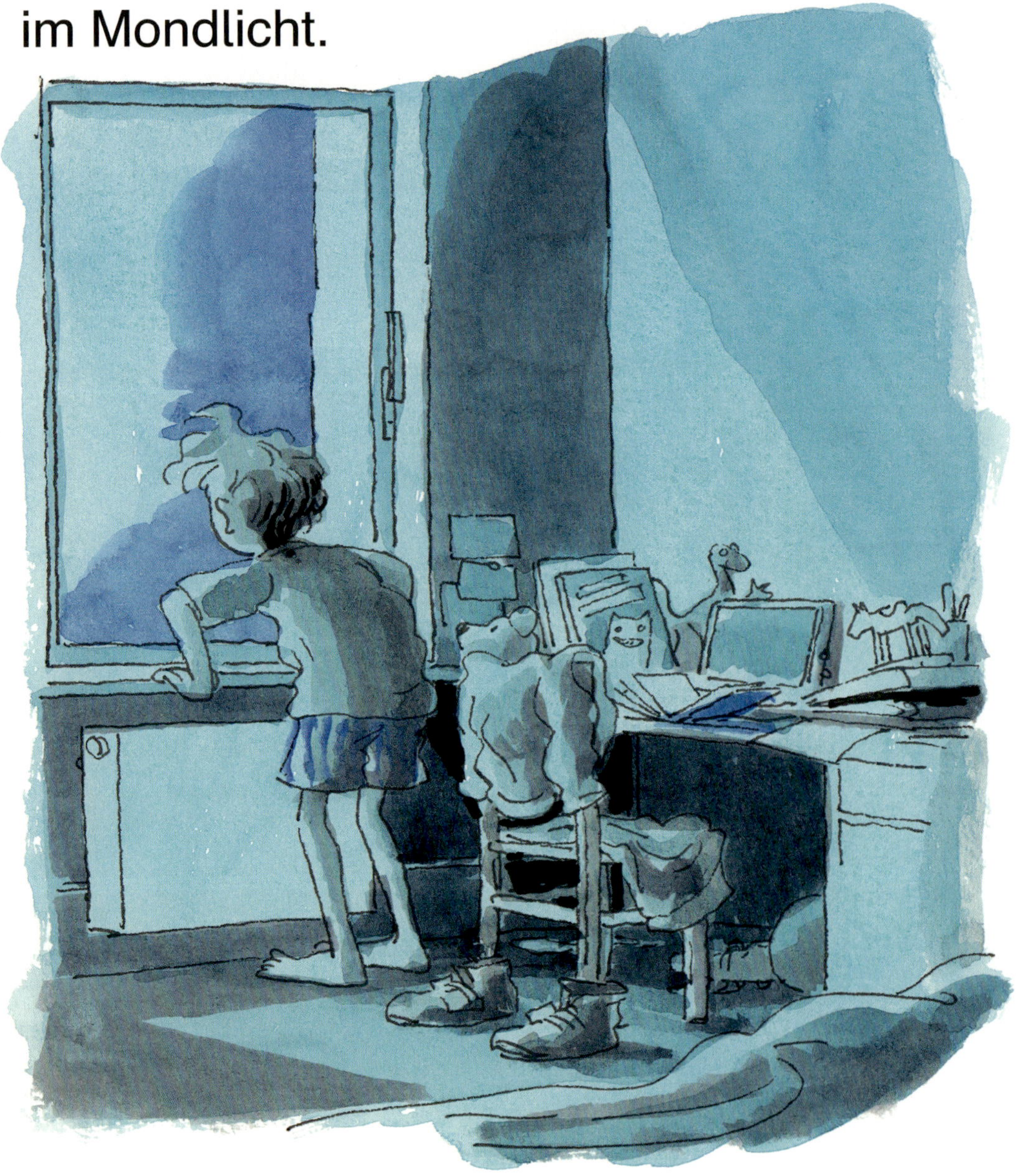

Unter dem Baum liegen im Gras
ein paar abgebrochene Zweige.
Und ganz oben zwischen den Ästen
glitzert es seltsam.
Merkwürdig, findet Niko.

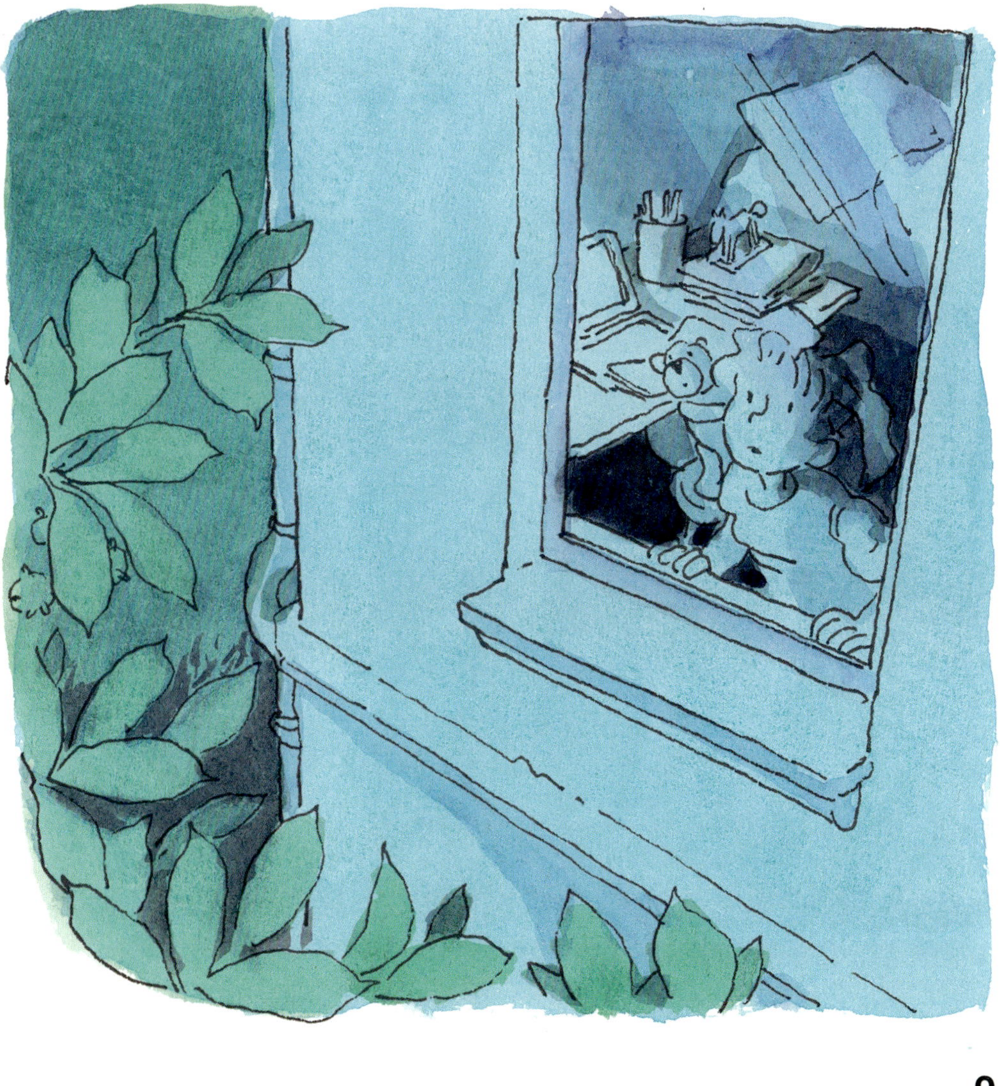

Ein Schiff im Baum

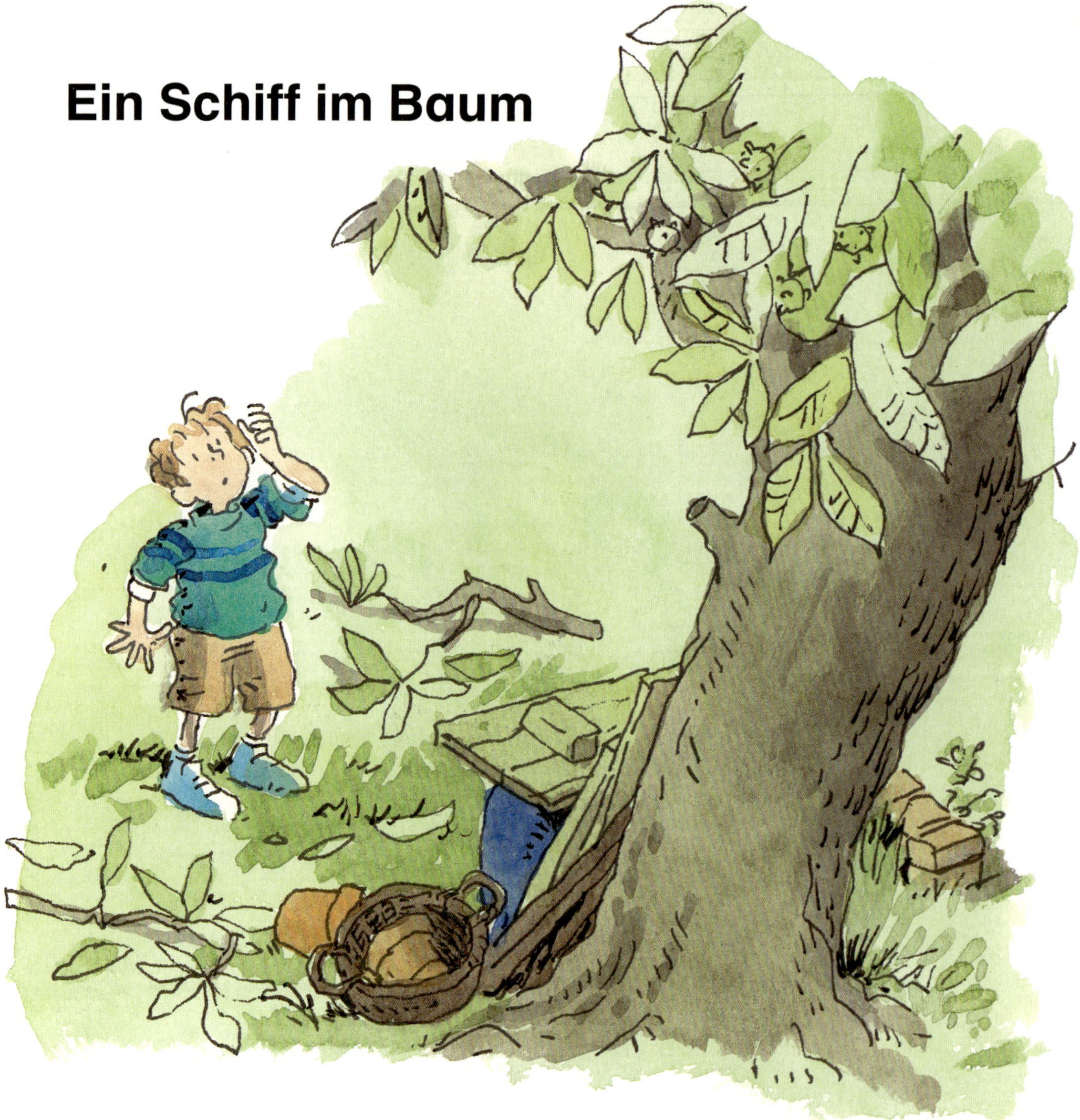

Am Morgen läuft Niko in den Garten.
Der Kastanienbaum dort ist riesig.
Niko muss den Kopf in den Nacken legen,
um die Spitze sehen zu können.

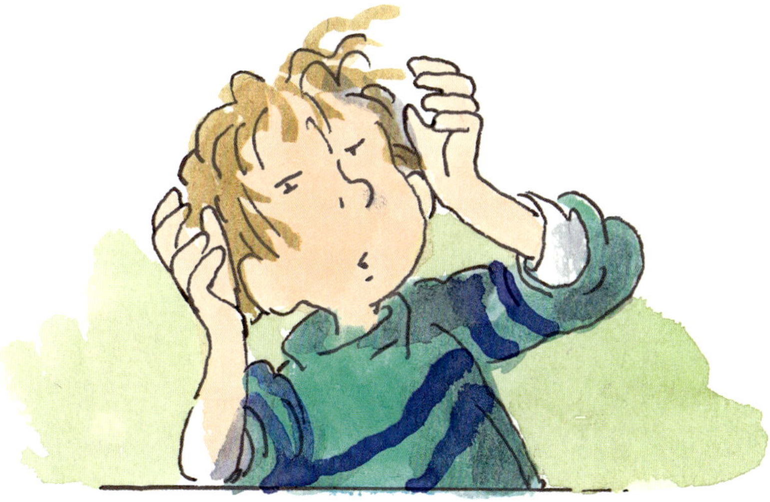

Da oben ist doch was?

Aber das kann doch gar nicht sein!

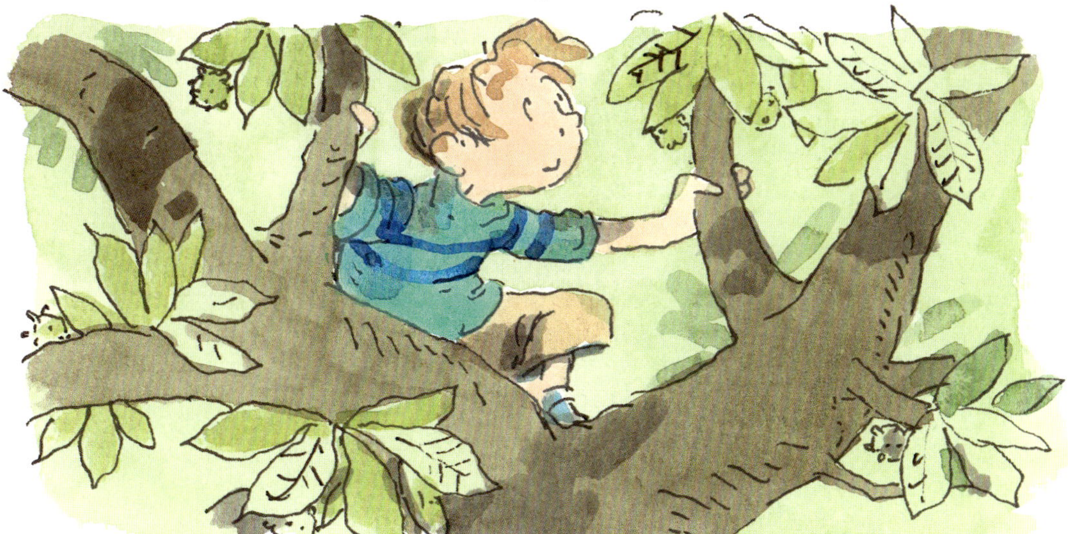

Niko klettert ein paar Äste hinauf.

Weiter traut er sich nicht.

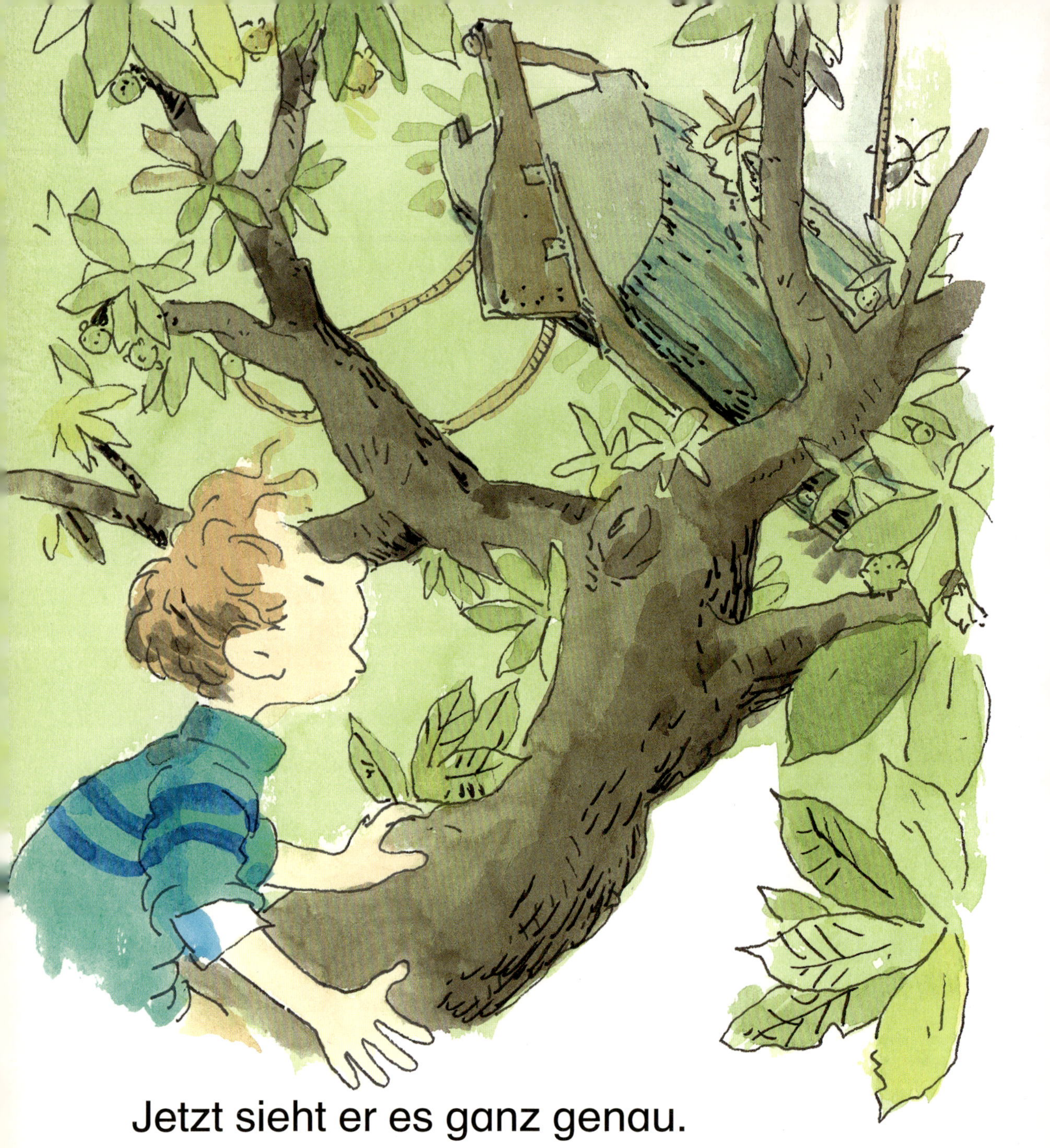

Jetzt sieht er es ganz genau.
Im Wipfel des Baumes
ankert ein Schiff!

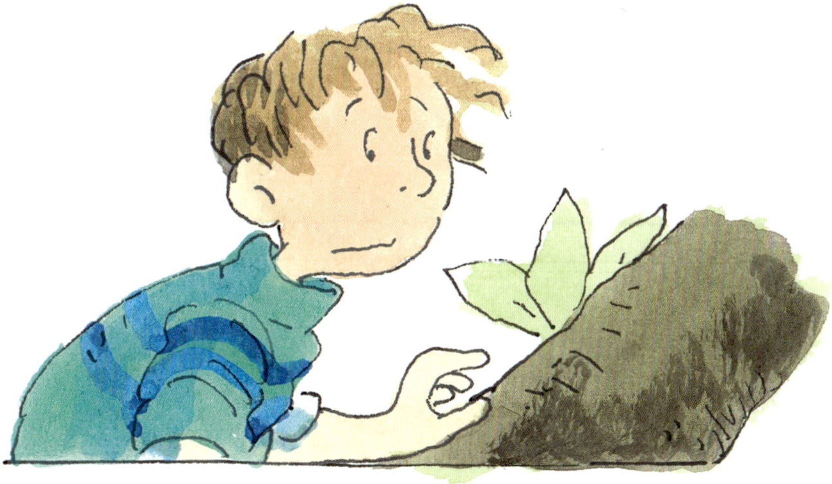

„Noch nie ein Schiff gesehen,
du Landratte?“
Niko fällt vor Schreck fast vom Baum.

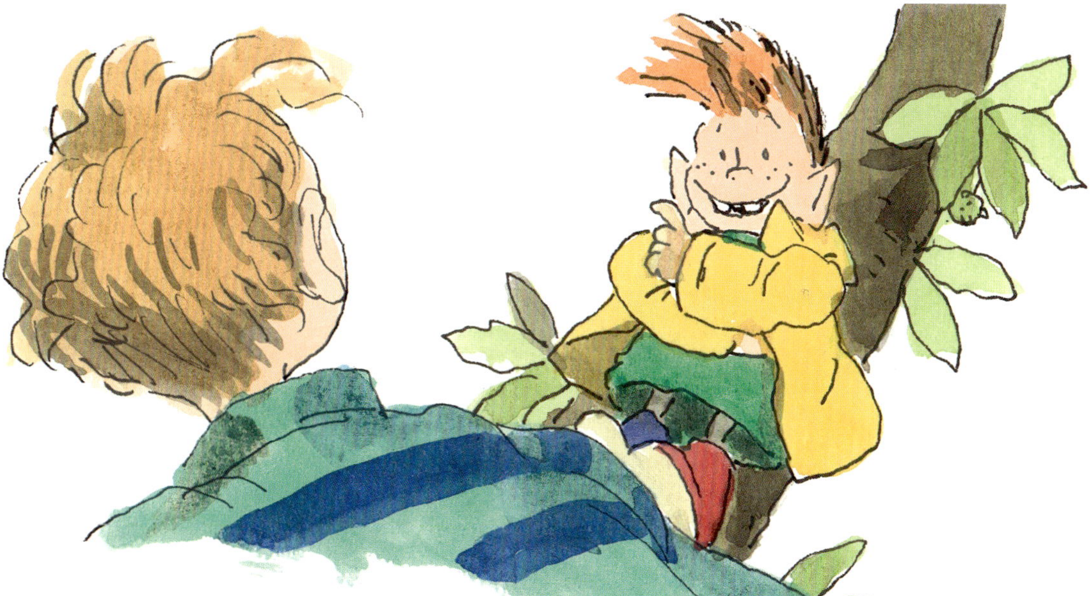

Vor ihm hockt ein Junge.
Oder so etwas Ähnliches.

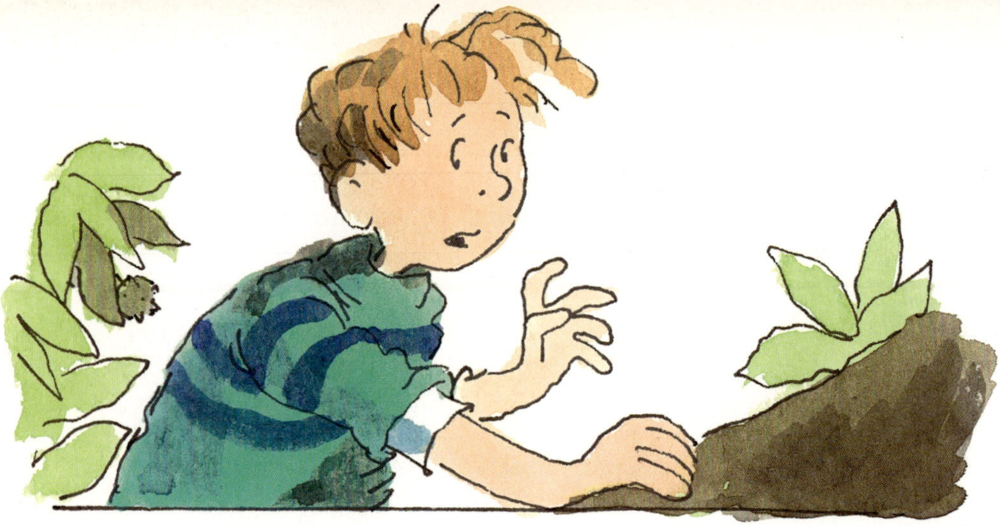

„Wer bist du?“,
fragt Niko überrascht.

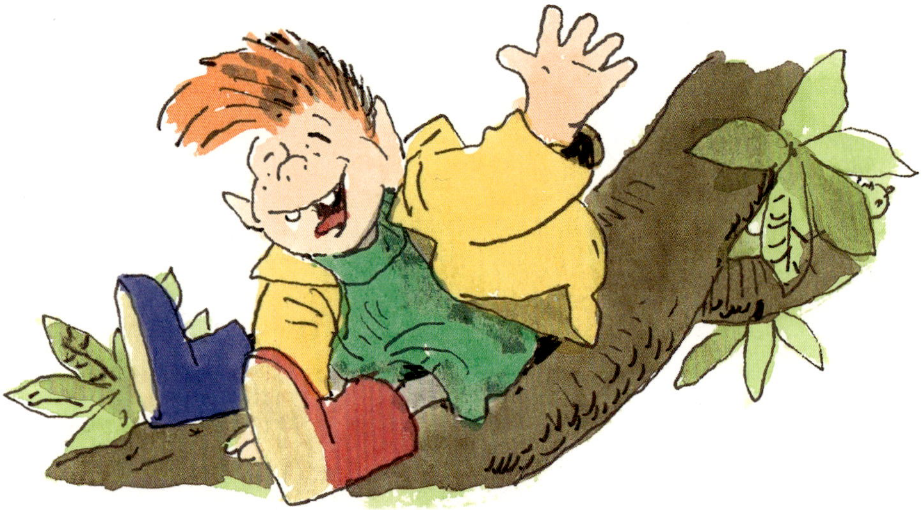

„Ich bin Klabautz, der Klabautermann,
du Landratte“,
sagt der Junge und zeigt nach oben.
„Und das da ist mein Schiff.“

Am Bug des Schiffes steht ein Name:
Der Stolz der Meere.

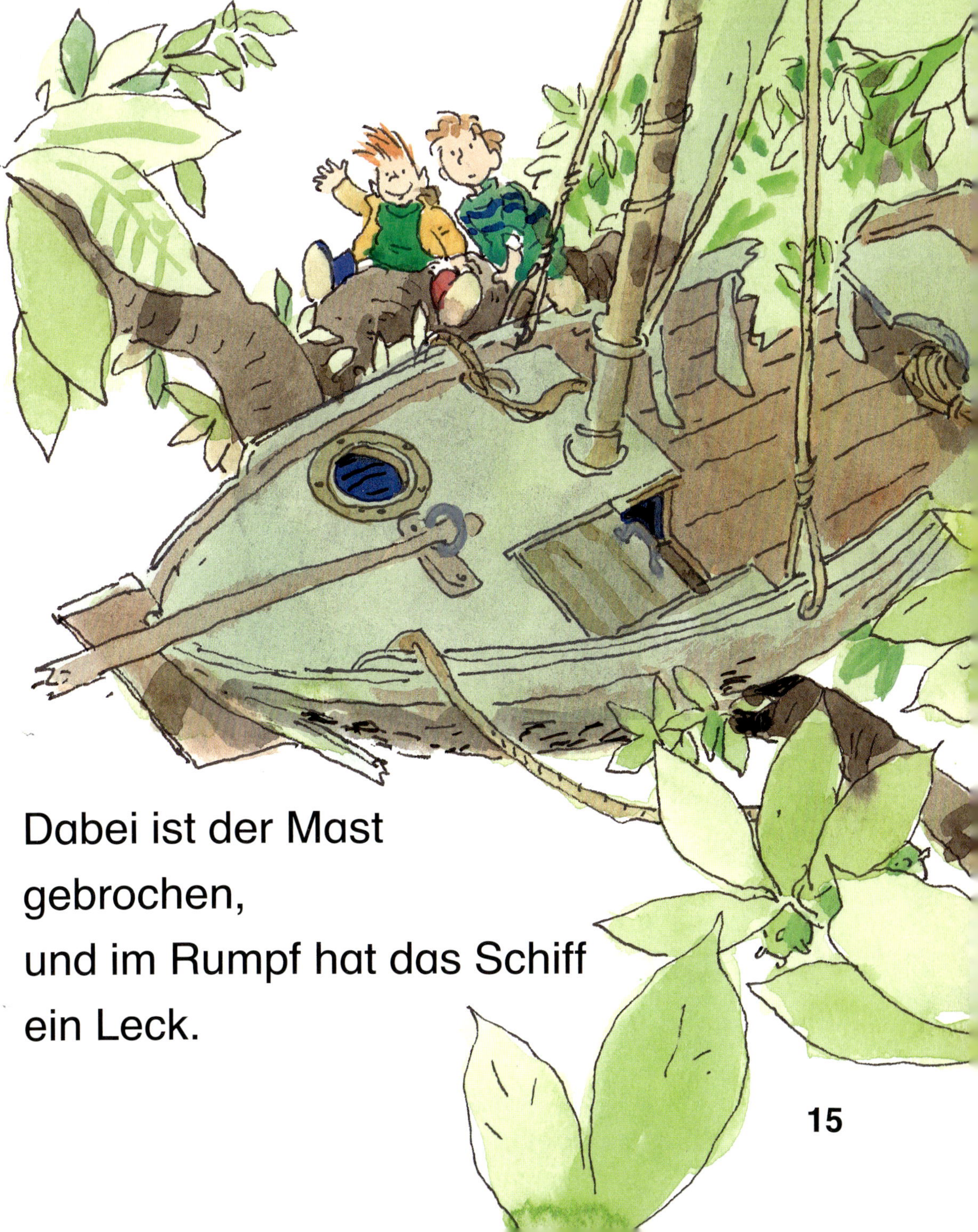

Dabei ist der Mast
gebrochen,
und im Rumpf hat das Schiff
ein Leck.

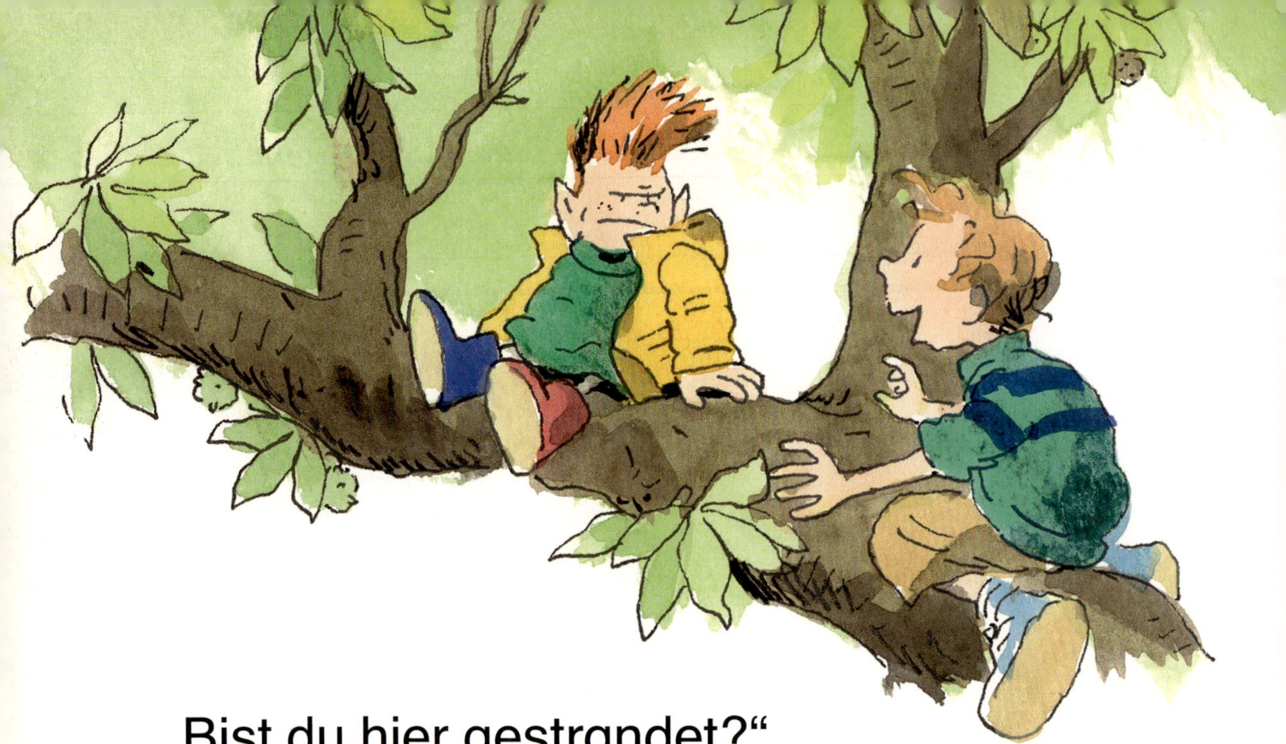

„Bist du hier gestrandet?“,
staunt Niko.

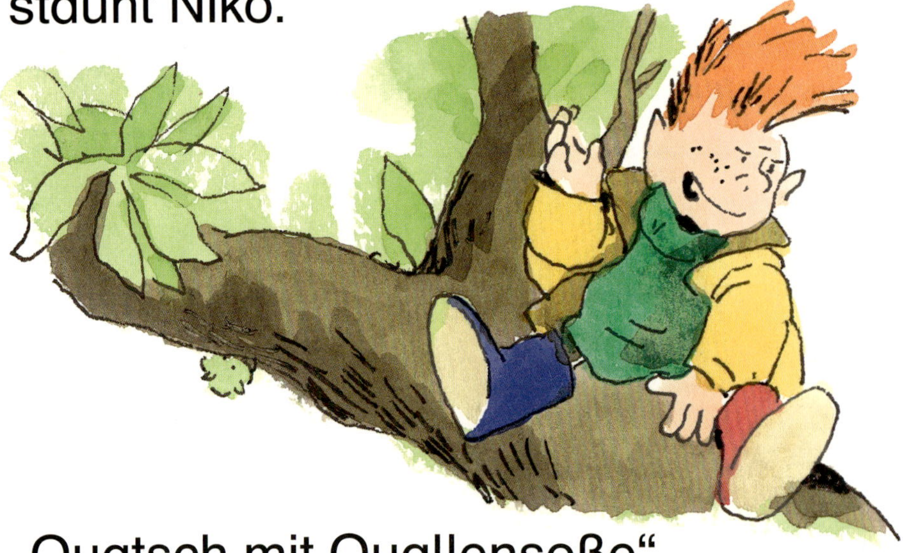

„Quatsch mit Quallensoße“,
erwidert der kleine Klabautermann sauer.
„Ich bin hier vor Anker gegangen!“

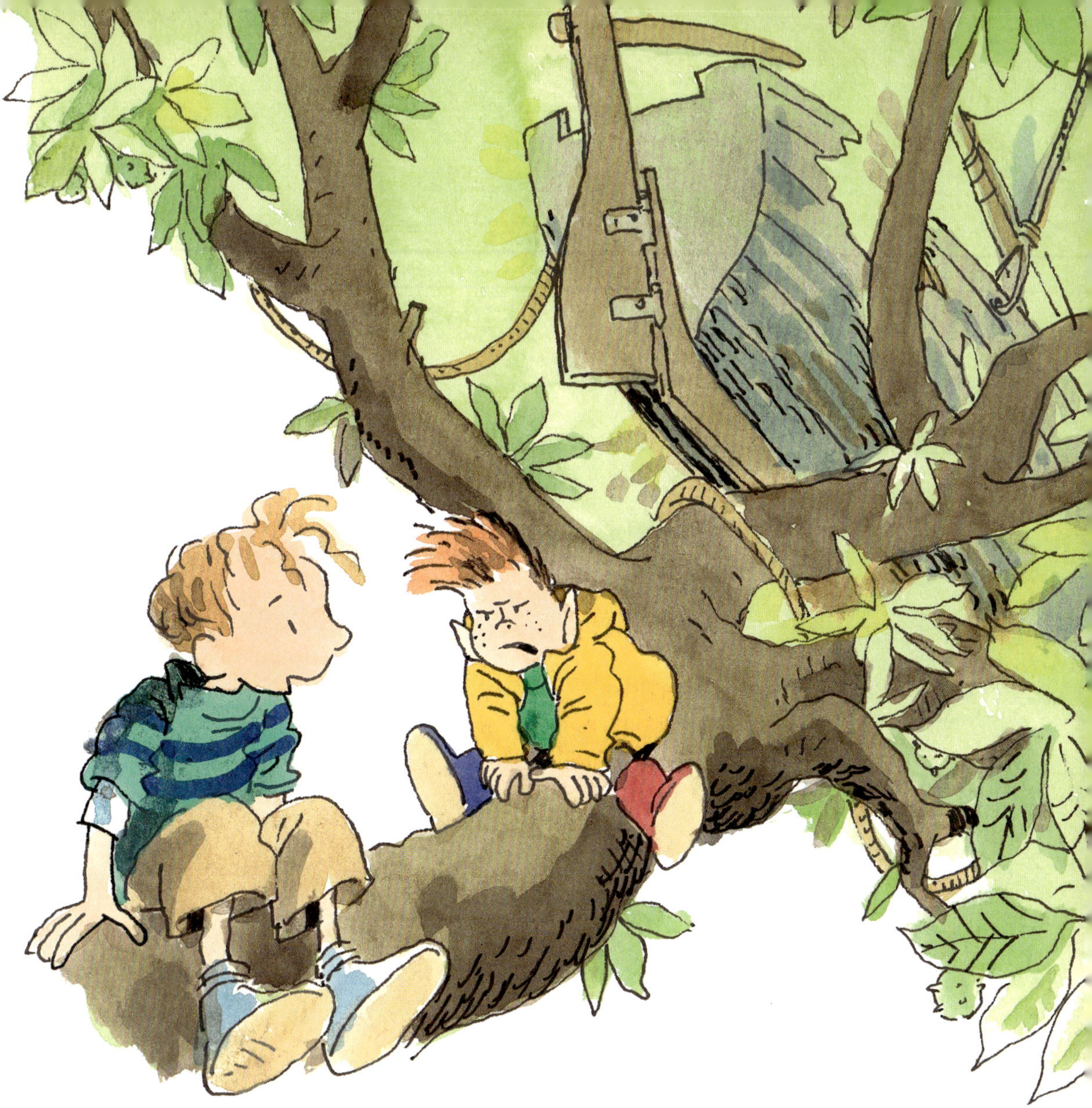

„Aber hier ist doch gar kein Wasser“,
wundert sich Niko.
„Das ist auch gut so“,
antwortet Klabautz mürrisch.

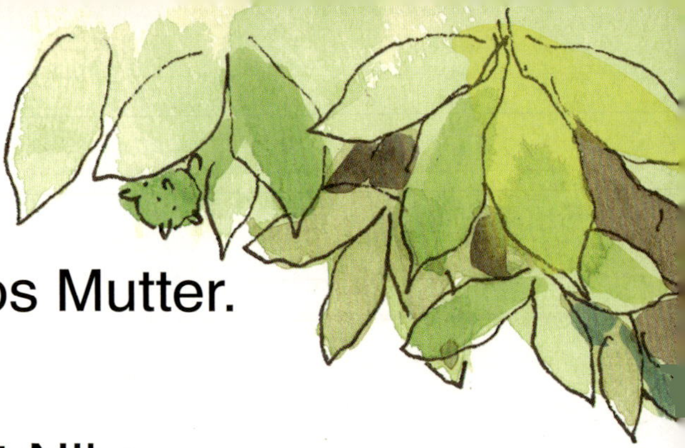

„Frühstück!“, ruft Nikos Mutter.
Ausgerechnet jetzt!
„Ich muss los“, erklärt Niko
und klettert schnell nach unten.

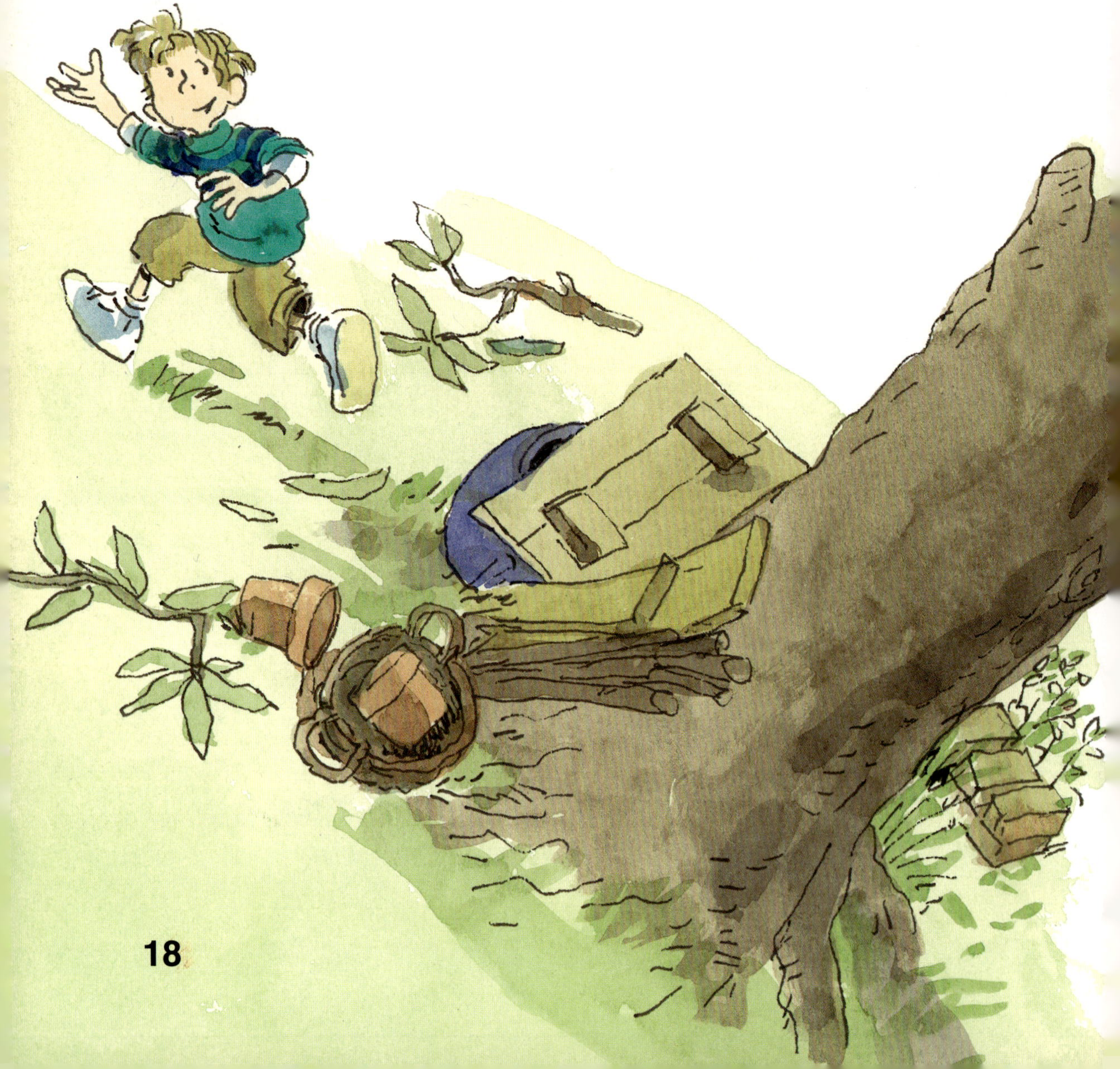

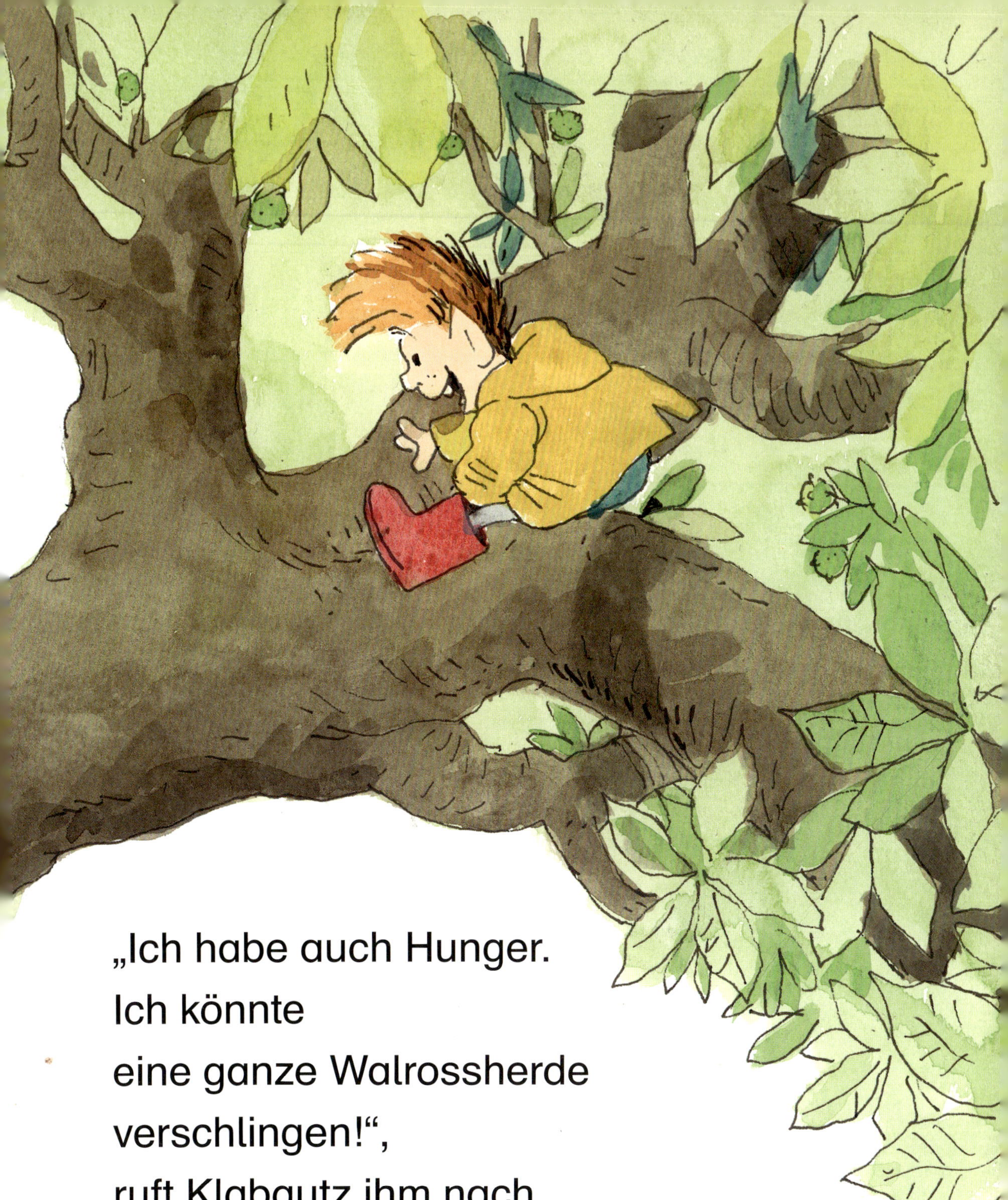

„Ich habe auch Hunger.
Ich könnte
eine ganze Walrossherde
verschlingen!“,
ruft Klabautz ihm nach.

Klabautermann-Ehrenwort

Nach der Schule klettert Niko
wieder in den Baum.
Er hat Käsebrote dabei.

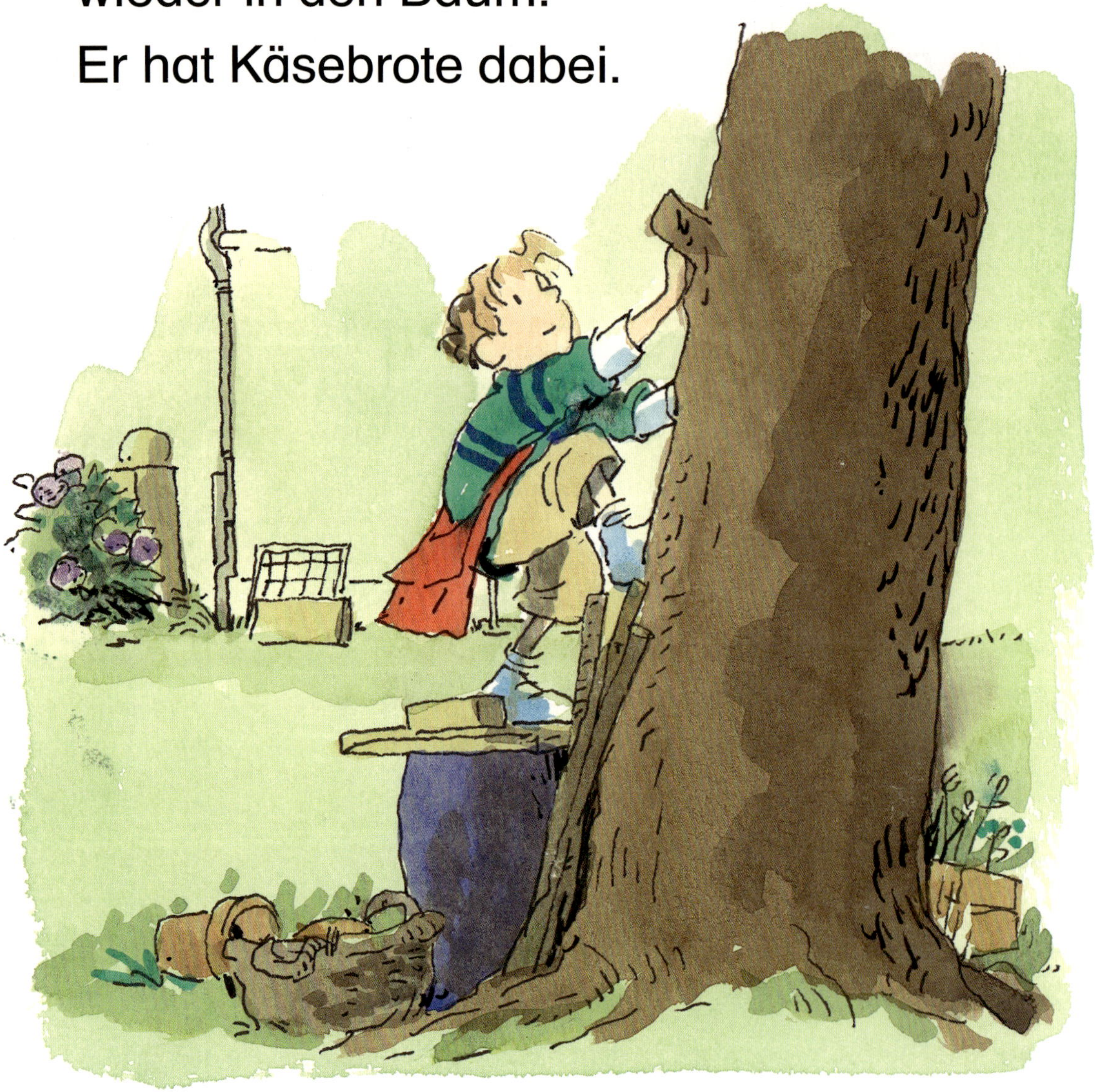

Klabautz wartet schon auf ihn.
Er schnappt sich die Brote
und stopft sie sich
zwischen die Zähne.
Alle auf einmal.

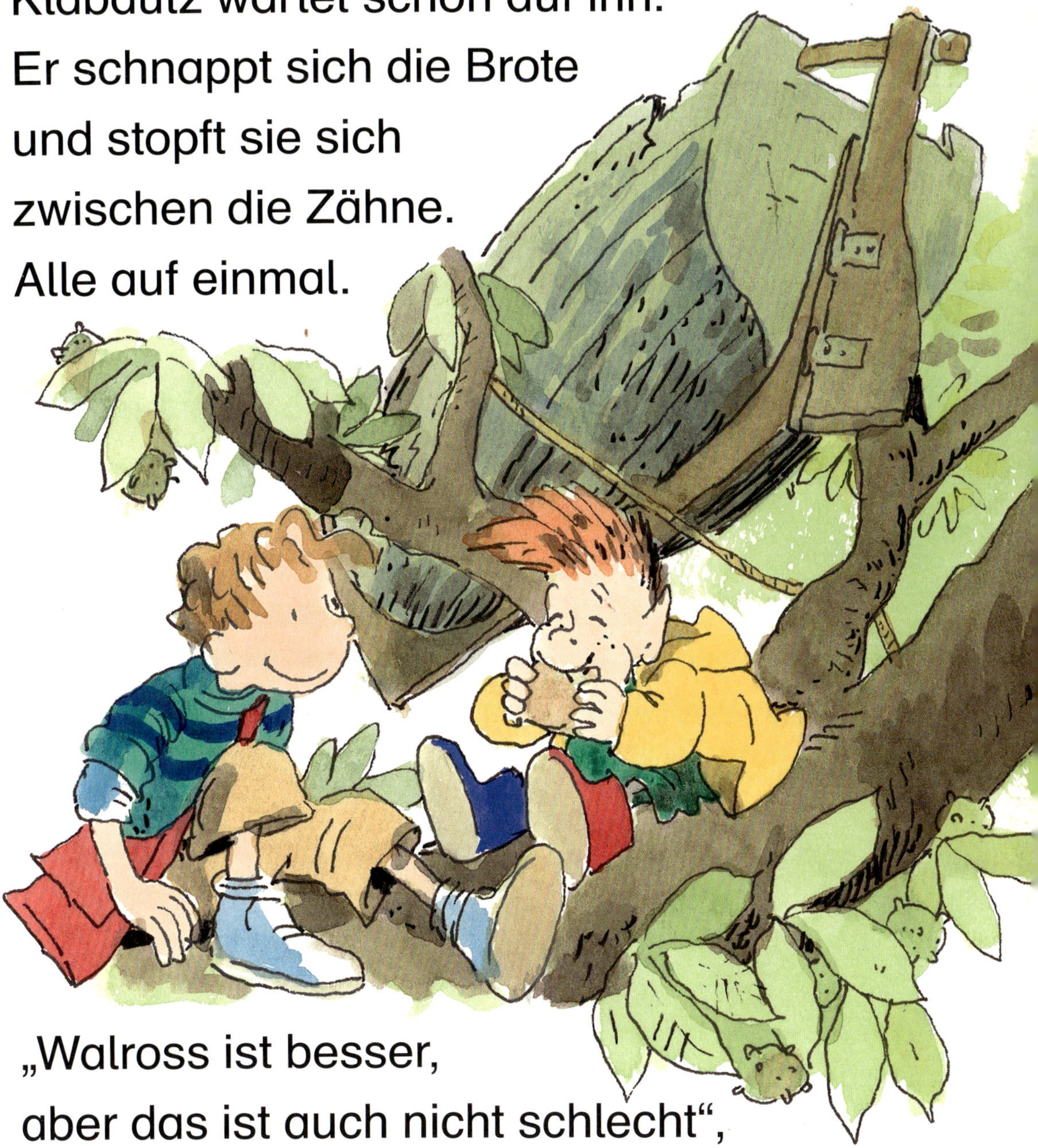

„Walross ist besser,
aber das ist auch nicht schlecht“,
schmatzt Klabautz.

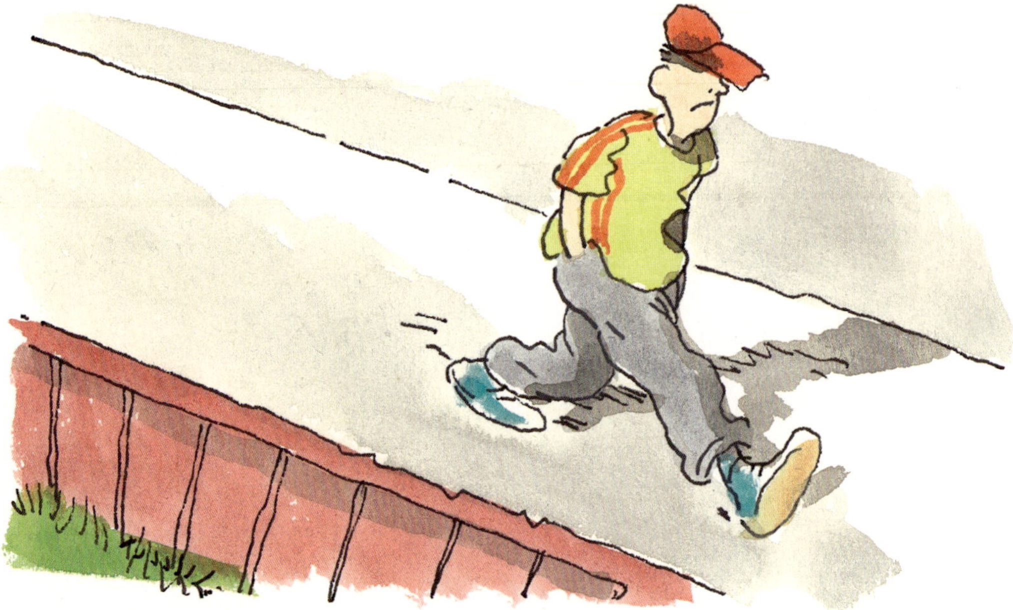

Unten auf der Straße
entdeckt Niko den langen Stefan.

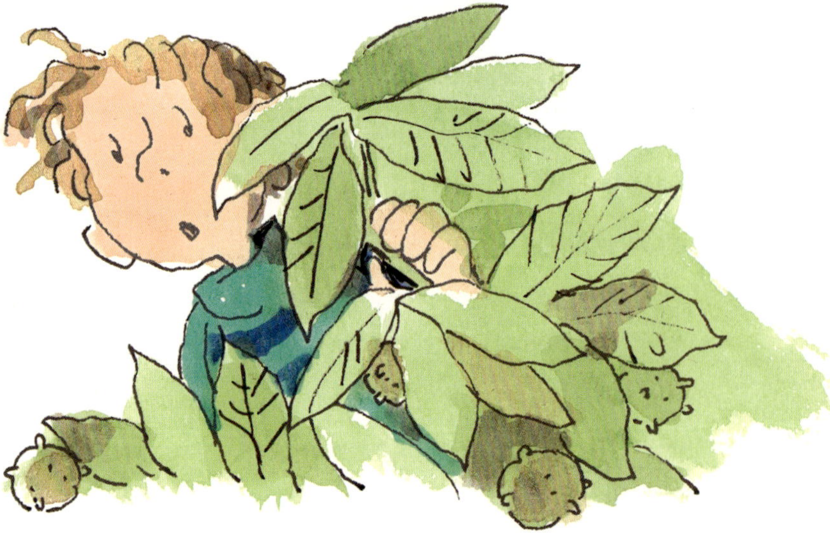

Niko versteckt sich schnell
hinter den Blättern.

Erst als Stefan vorbei ist,
traut er sich wieder hervor.
„Hast du etwa Angst vor dem?“,
fragt Klabautz.

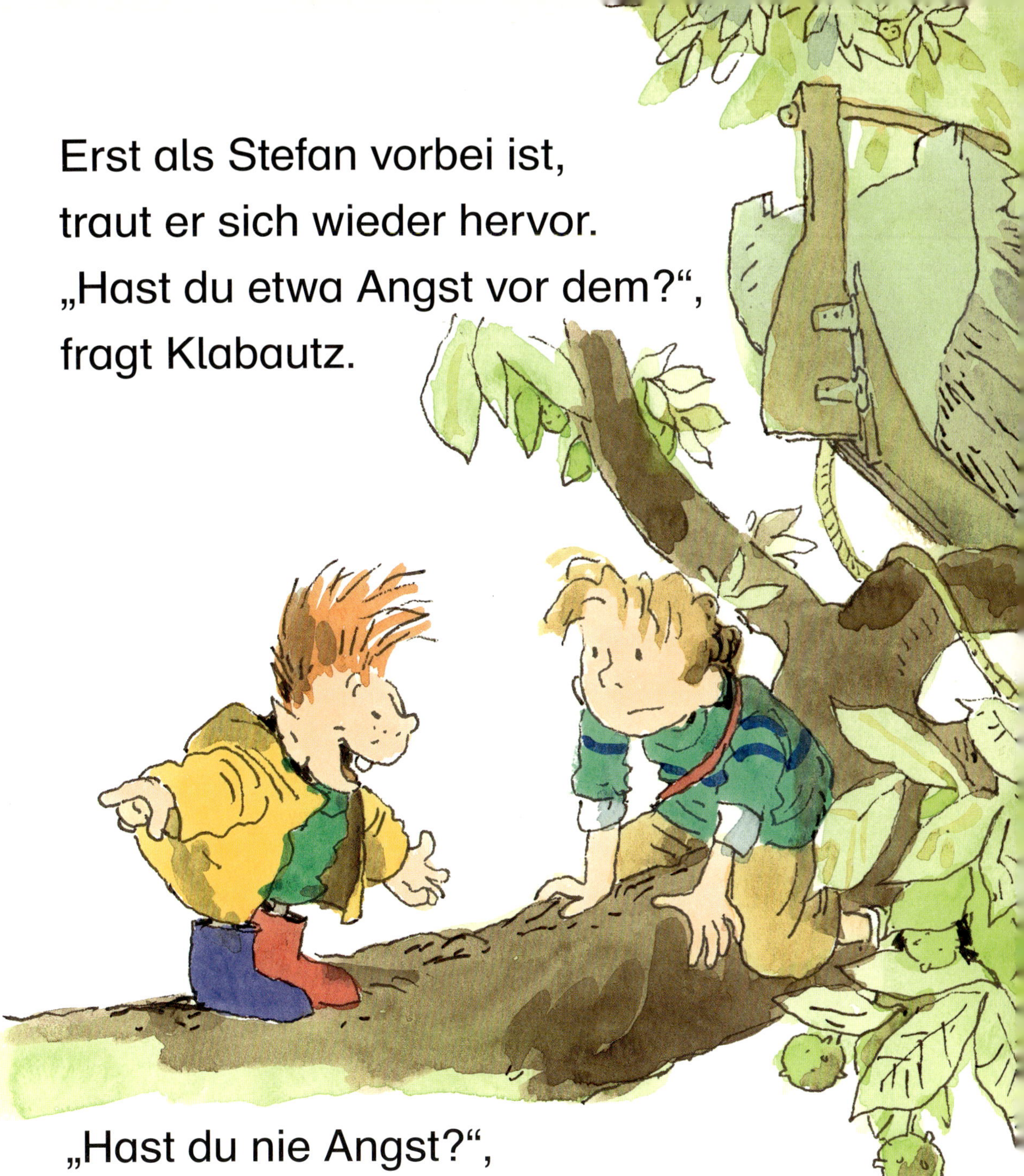

„Hast du nie Angst?“,
fragt Niko zurück.
„Nie!“, antwortet Klabautz.

Klabautz will Niko helfen.
Niko soll Stefan einfach
unter den Baum locken.

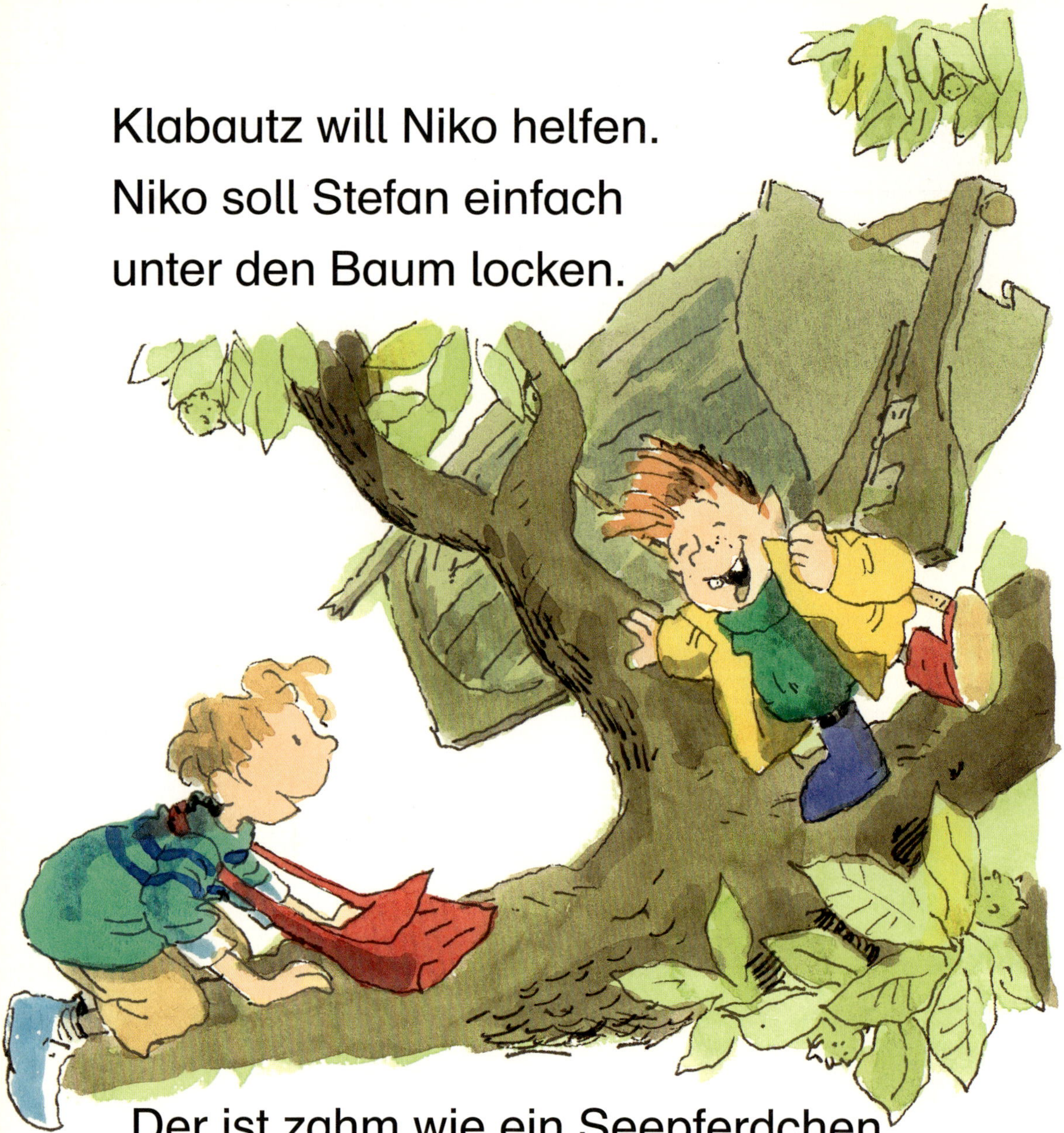

„Der ist zahm wie ein Seepferdchen,
wenn ich mit dem fertig bin“,
verspricht Klabautz.
Großes Klabautermann-Ehrenwort!

Kastanien-Regen

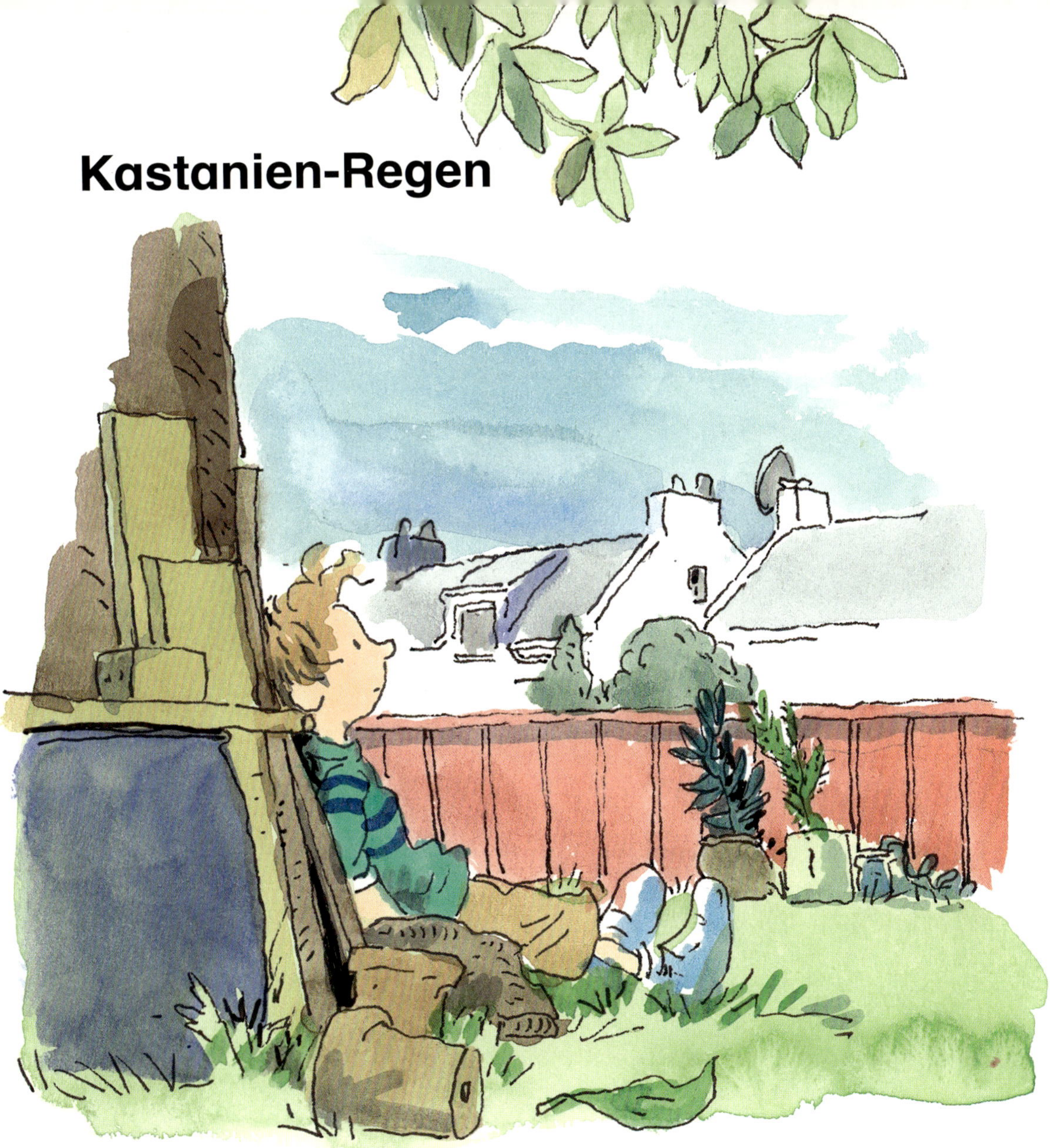

Niko sitzt unter der Kastanie
und wartet.
Am Himmel ziehen dunkle Wolken
vorüber.

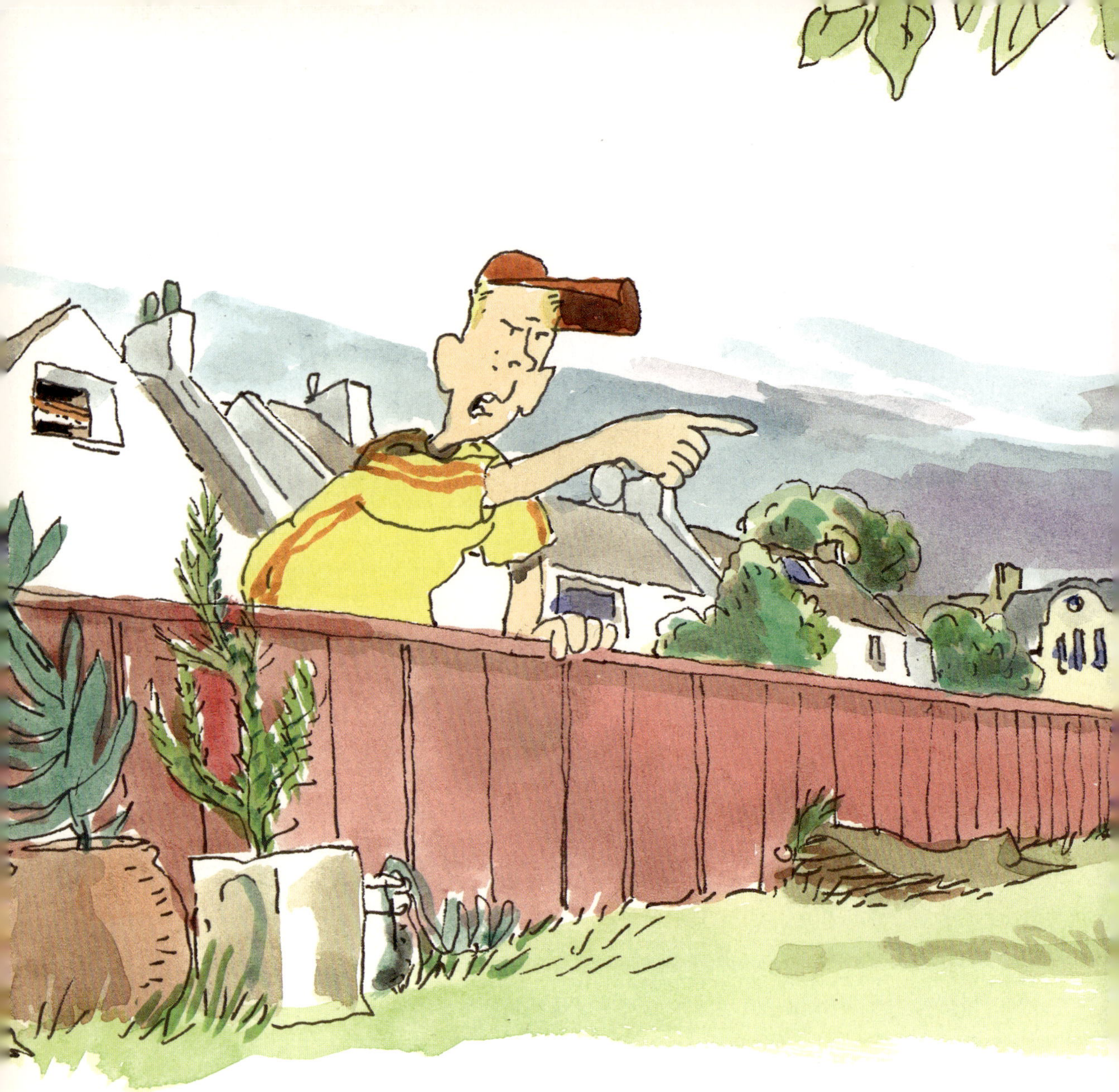

Da kommt Stefan.
„Hey, du Winzling!“,
ruft er Niko zu.
„Soll ich dich verhauen?“

„Komm doch, wenn du dich traust, du Landratte!“, ruft Niko zurück. Es soll ganz mutig klingen. Dabei hat Niko schreckliche Angst.

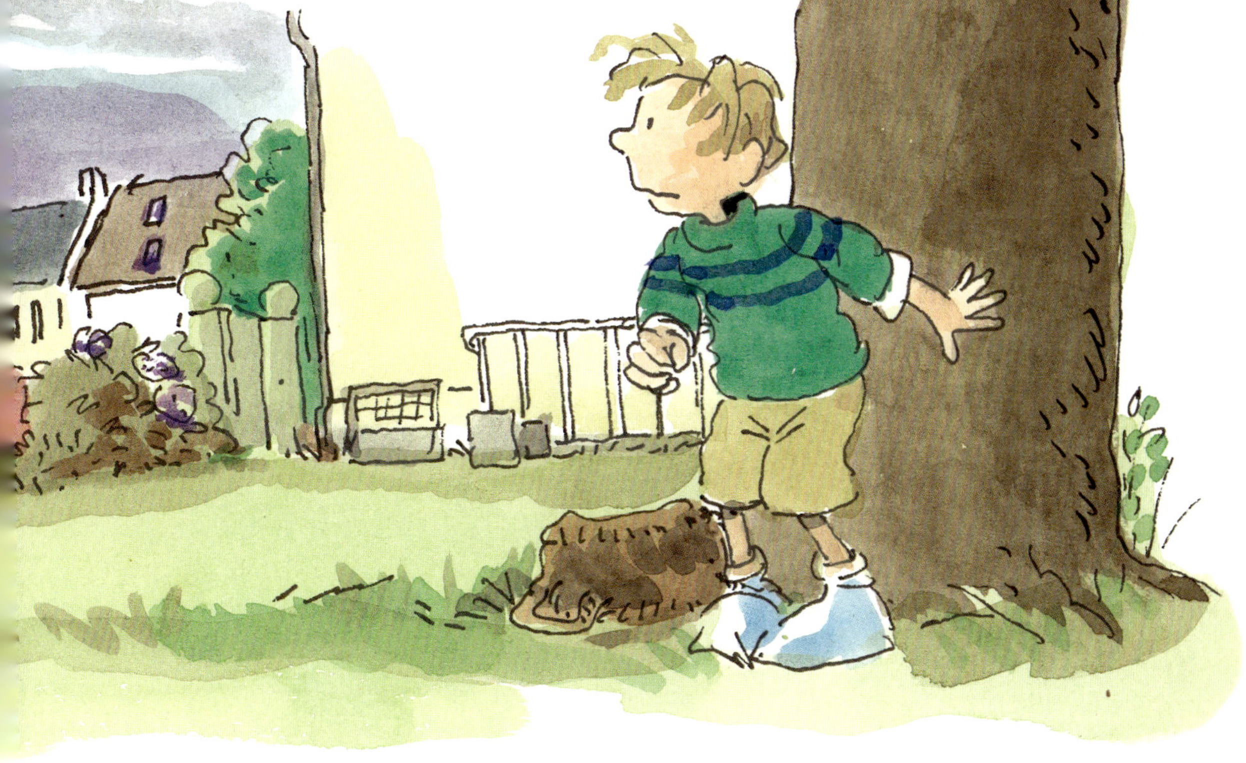

Niko steht auf und lehnt sich mit dem Rücken an den Baum. Es ist gut zu wissen, dass Klabautz dort oben sitzt.

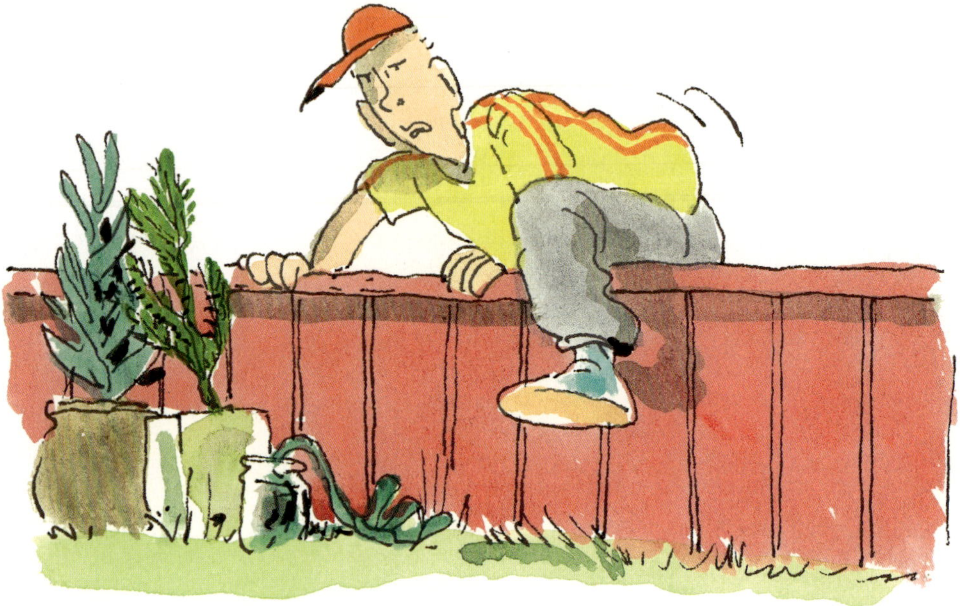

Stefan steigt über den Zaun.
„Was hast du gesagt, du Zwerg?“

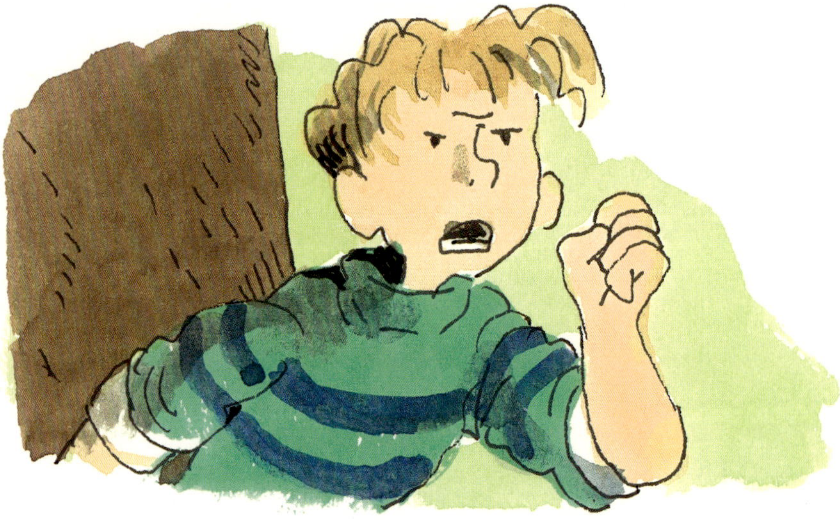

„Komm doch, wenn du dich traust,
du Landratte!“, wiederholt Niko.

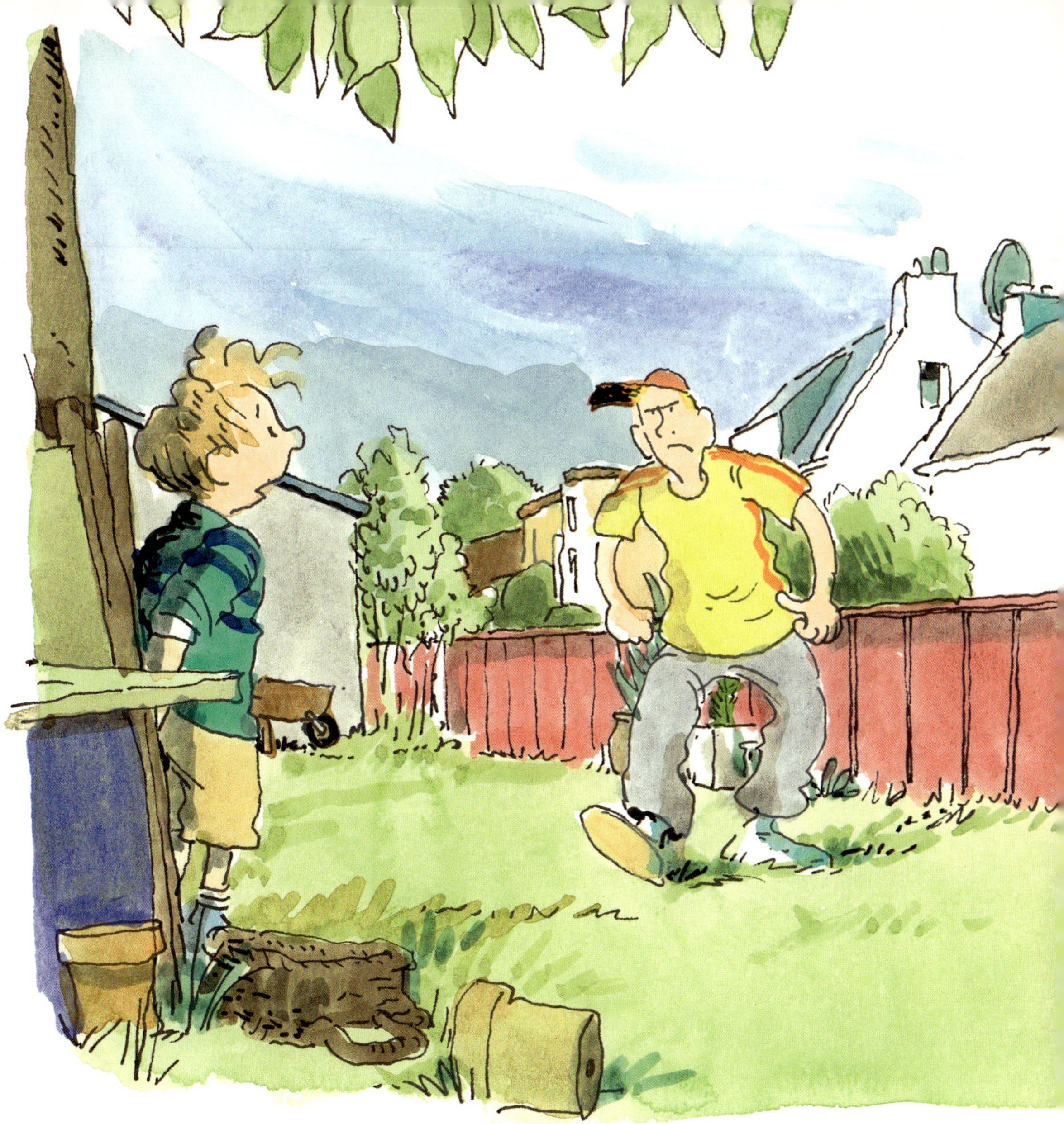

Stefan ist verwirrt.
Wieso ist Niko plötzlich so mutig?
Langsam kommt Stefan näher.
Niko wird ganz mulmig.

„Aua!“, schreit Stefan plötzlich.
Aus dem Baum prasseln Kastanien
auf ihn hinunter.
Ein richtiger Kastanien-Regen!

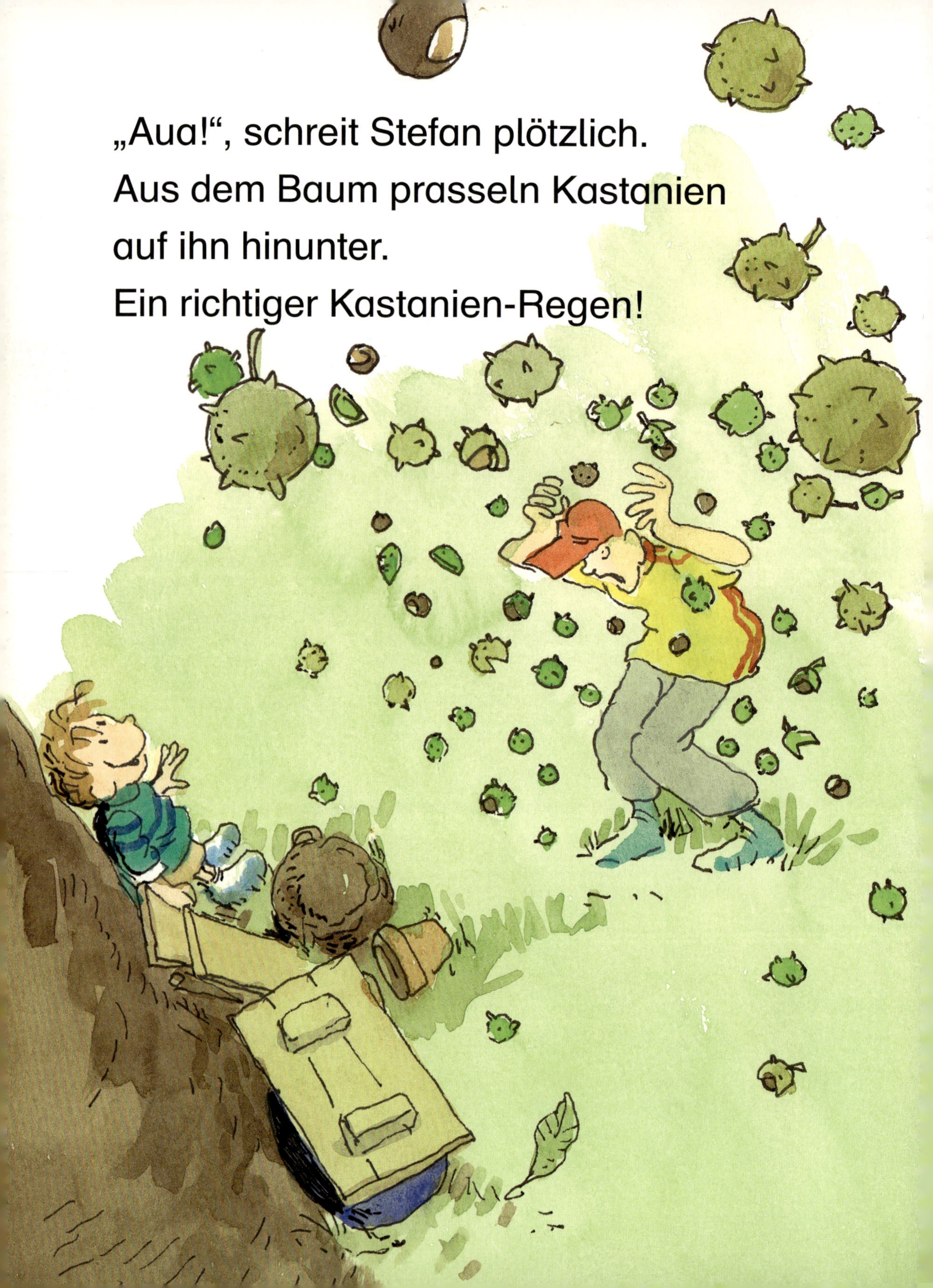

„Was ist? Traust du dich nicht?“,
ruft Niko übermütig.
Stefan sieht ängstlich nach oben,
aber er kann niemanden erkennen.

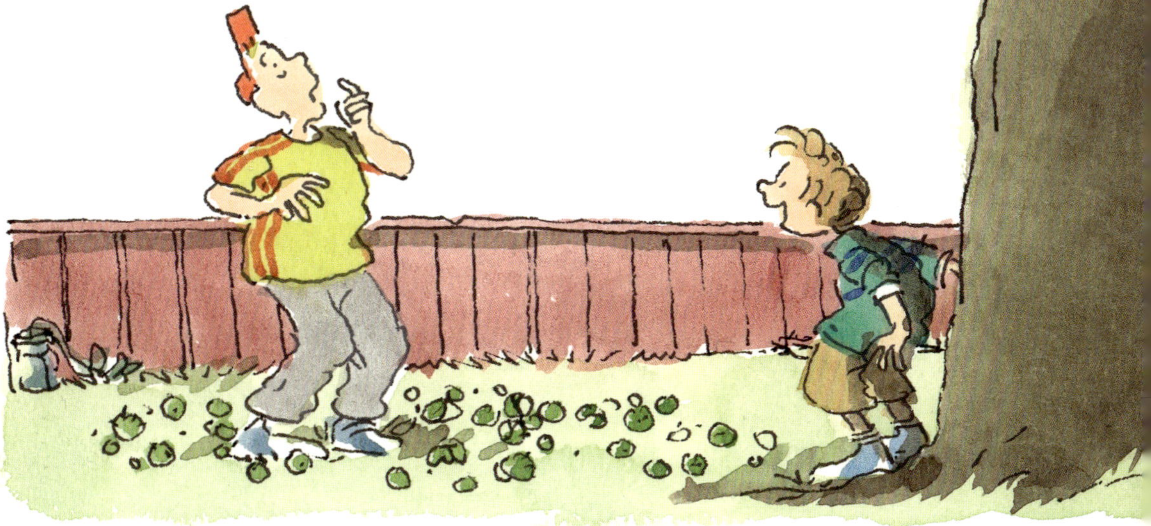

„P-pass bloß auf!
Nächstes Mal bist du dran!“,
stottert Stefan eingeschüchtert.
Dann läuft er schnell weg.

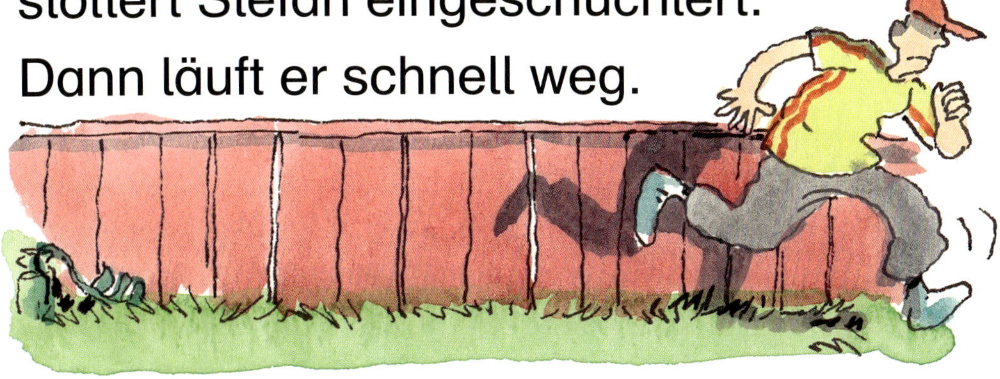

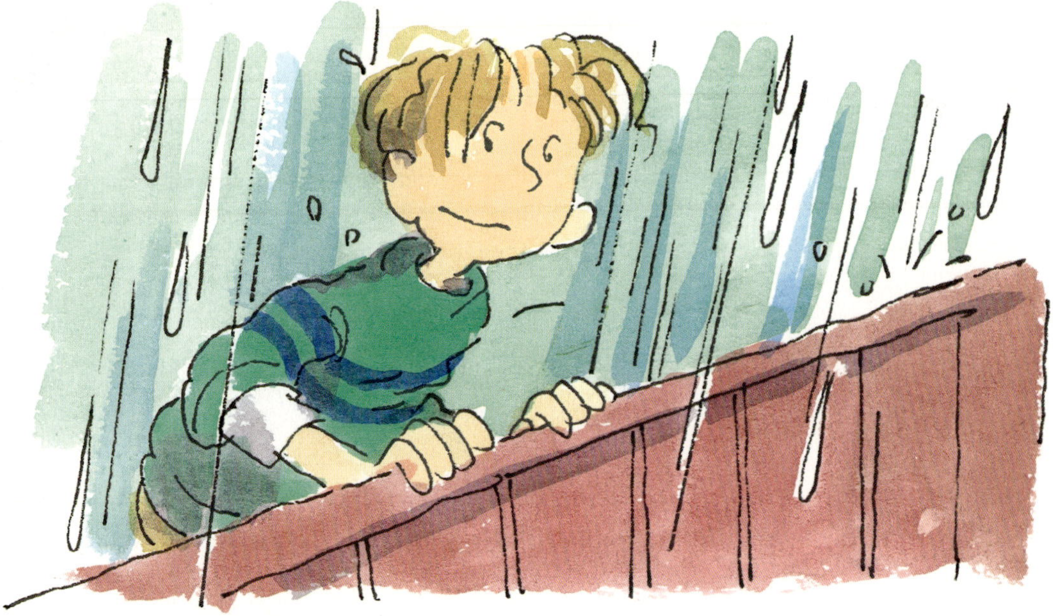

Statt Kastanien fallen plötzlich
dicke Regentropfen aus den Wolken.

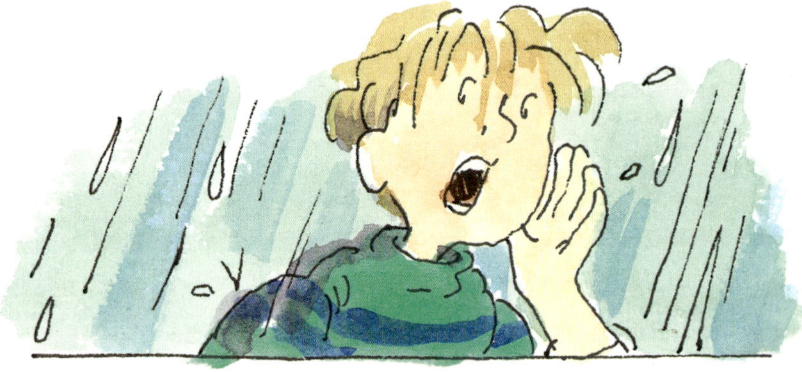

„Du zahmes Seepferdchen!“,
ruft Niko Stefan nach.
Der wird ihn nicht mehr ärgern.
Aber wo ist bloß Klabautz?

Unter Deck

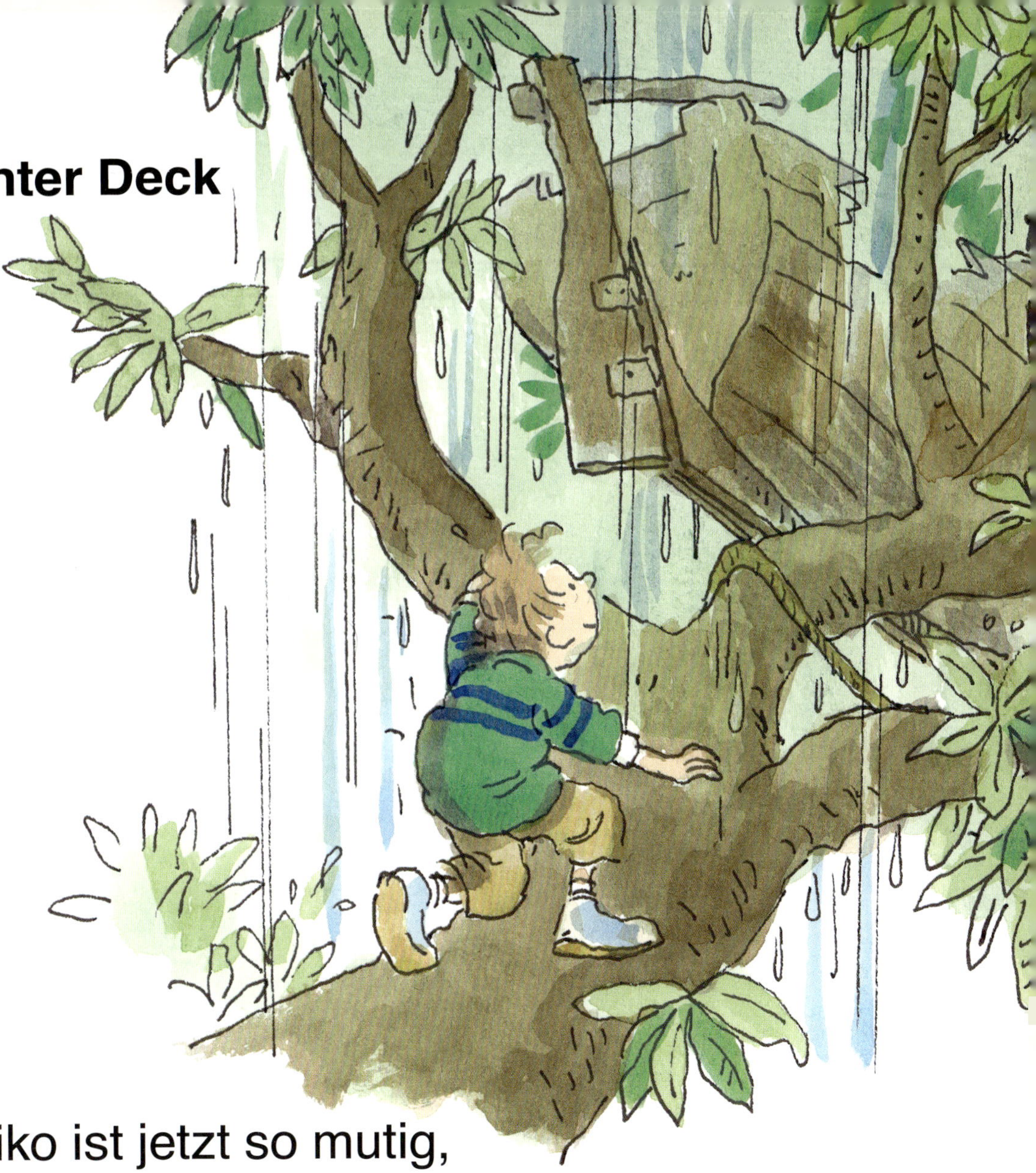

Niko ist jetzt so mutig,
er traut sich sogar
bis ganz nach oben in den Baum.
Dahin, wo das Schiff
vor Anker liegt.

Die Planken sind rutschig
vom Regen.
Vorsichtig tastet sich Niko
über das Deck des Schiffes.

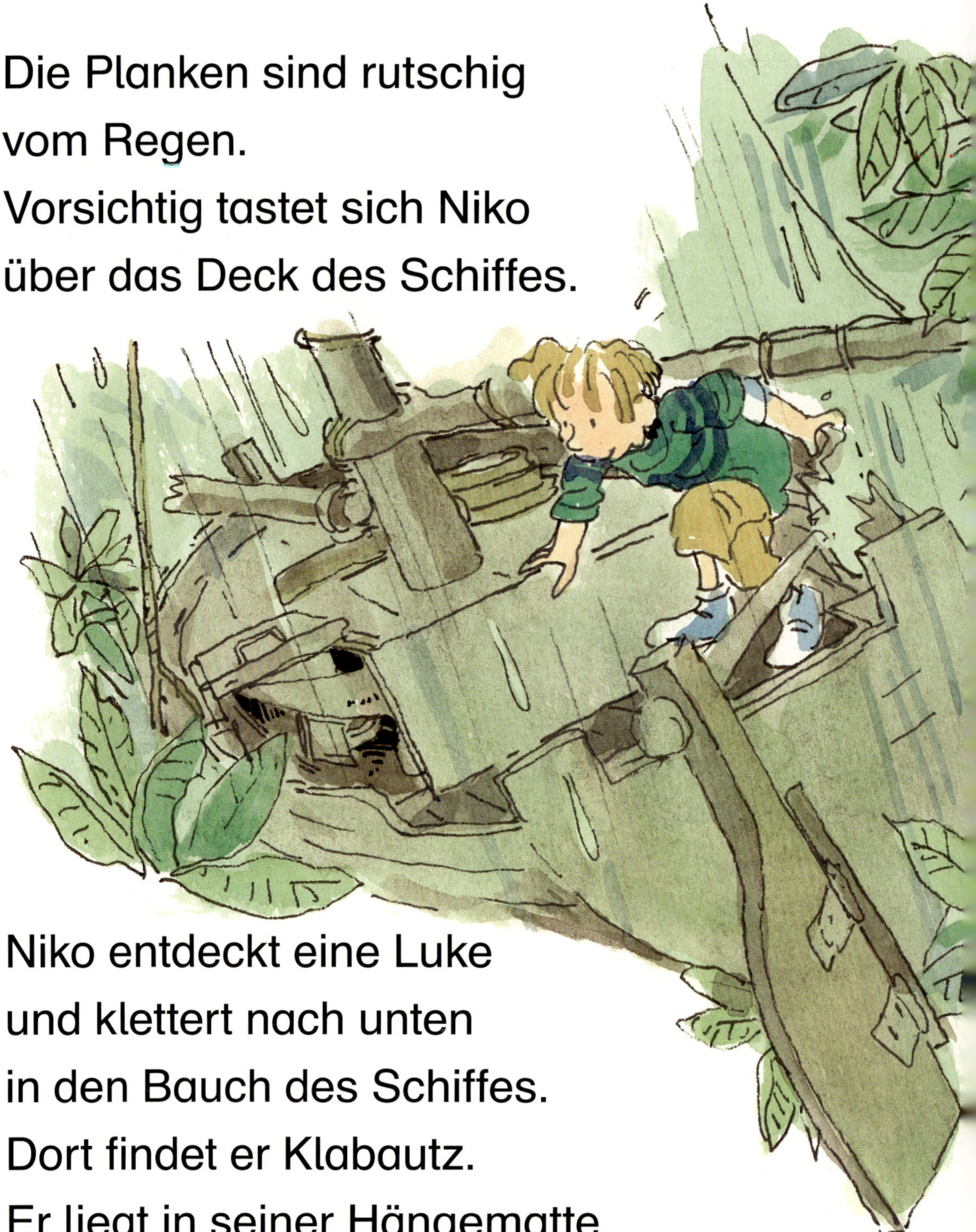

Niko entdeckt eine Luke
und klettert nach unten
in den Bauch des Schiffes.
Dort findet er Klabautz.
Er liegt in seiner Hängematte.

„Ist er weg?“,
fragt Klabautz bibbernd.
„Ja, deine Idee mit den Kastanien
war toll!“, strahlt Niko.

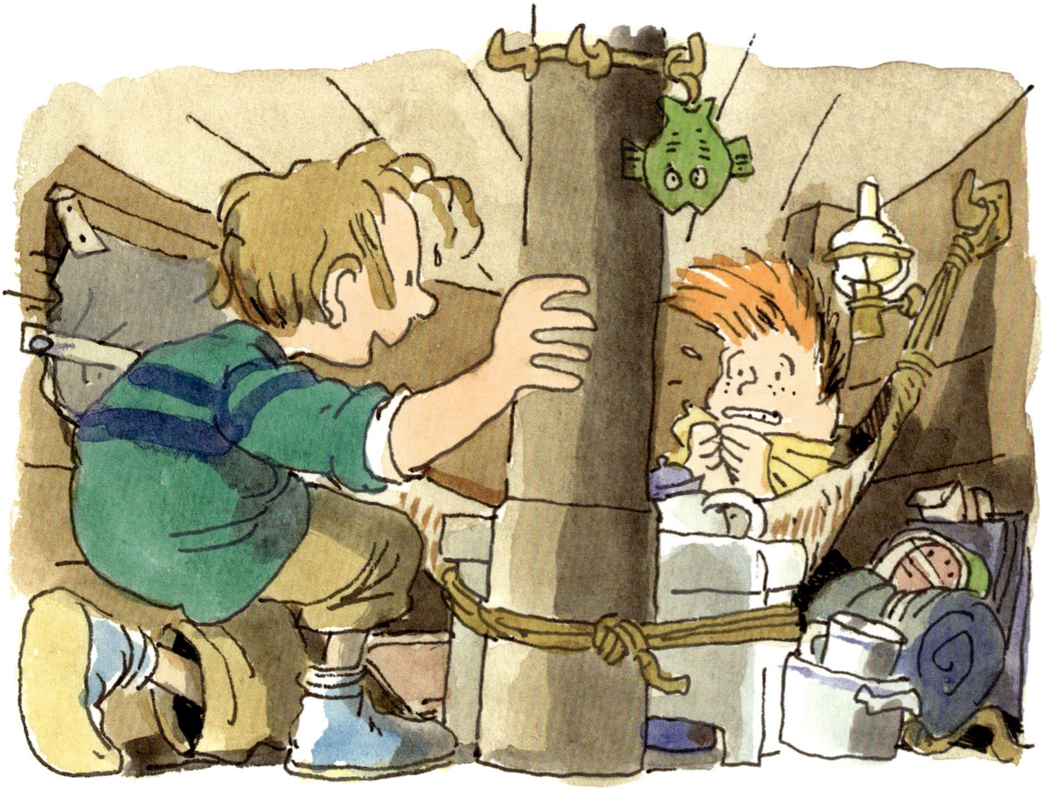

„Quatsch mit Quallensoße,
ich mein doch den Regen.
Ist der weg?“, jammert Klabautz.
„Ich glaub schon“, antwortet Niko.

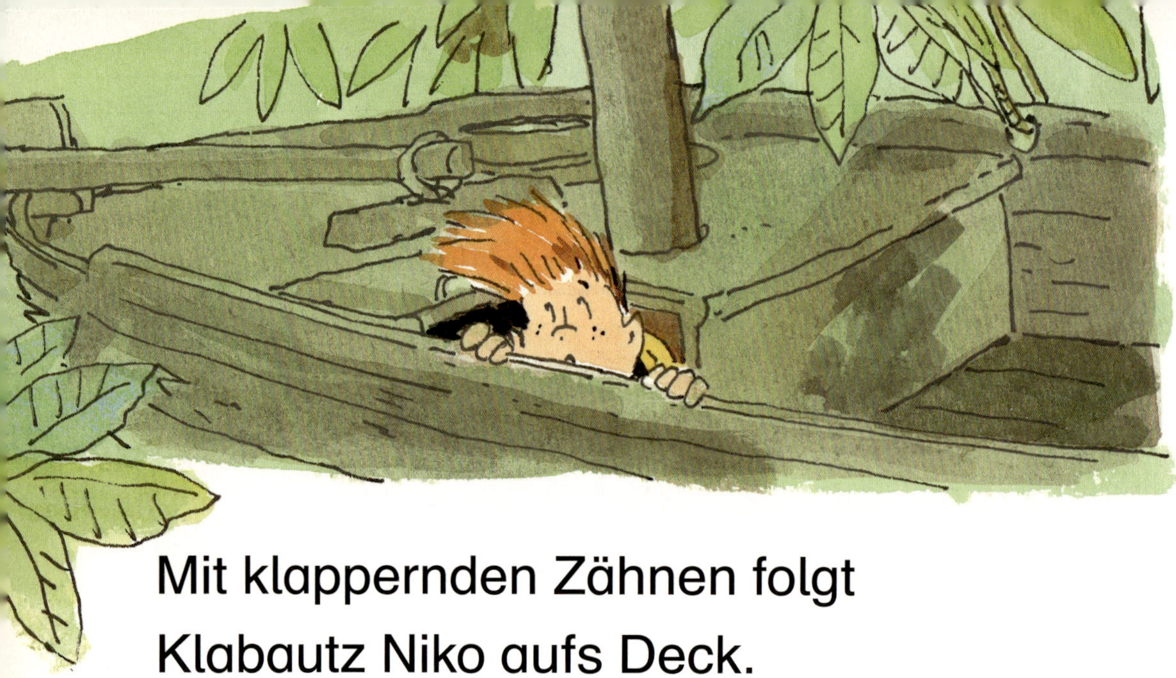

Mit klappernden Zähnen folgt
Klabautz Niko aufs Deck.
Tatsächlich, der Regen ist vorbei.

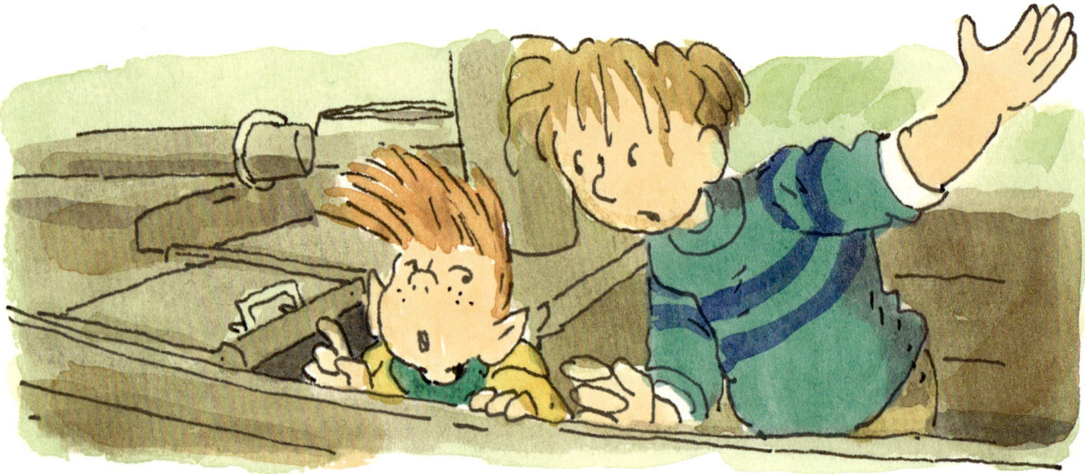

„Das war doch nur Wasser“,
sagt Niko.
„Nur?“ Klabautz sieht ihn
entsetzt an.

Da platscht ein Wassertropfen
mitten auf seine Nase.
„Hilfe!“,
schreit der Klabautermann
und klammert sich an Nikos Arm.

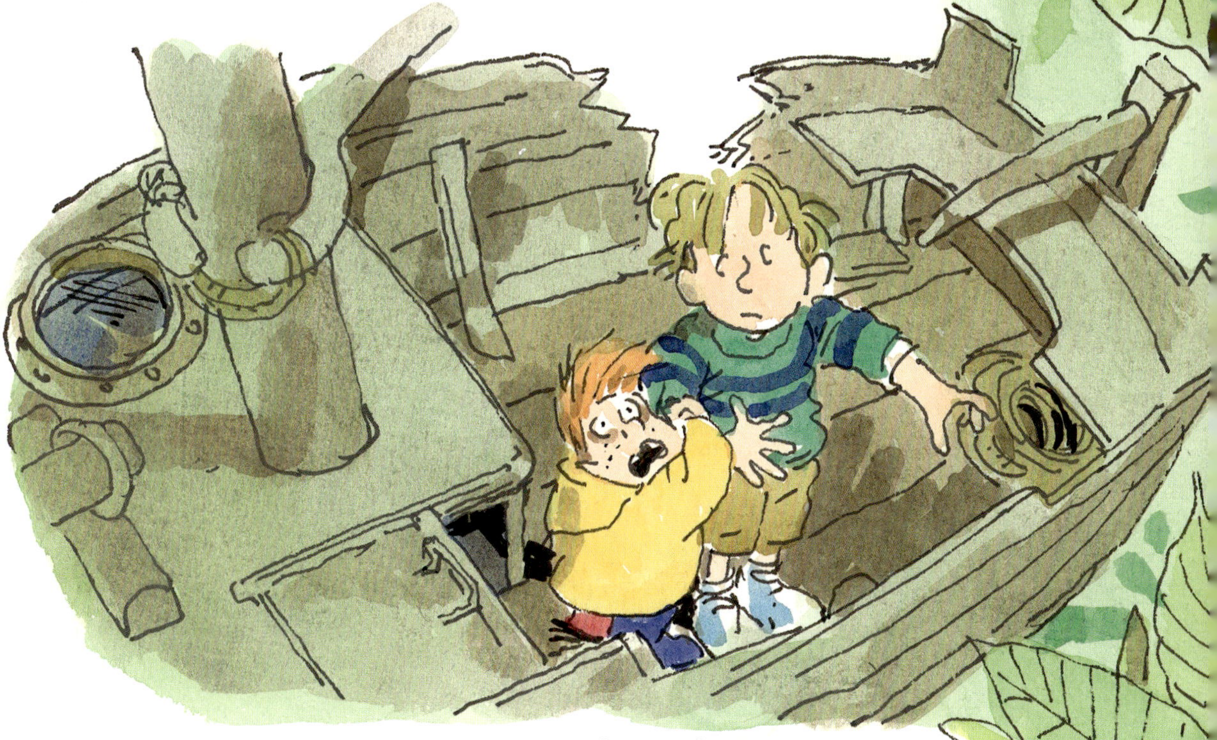

Klabautz ist wasserscheu!
Er ist der einzige Klabautermann
auf allen sieben Weltmeeren,
der Angst vorm Wasser hat!

Deswegen hat er sein Schiff
in Nikos Garten festgemacht.
Weit, weit weg vom Meer.

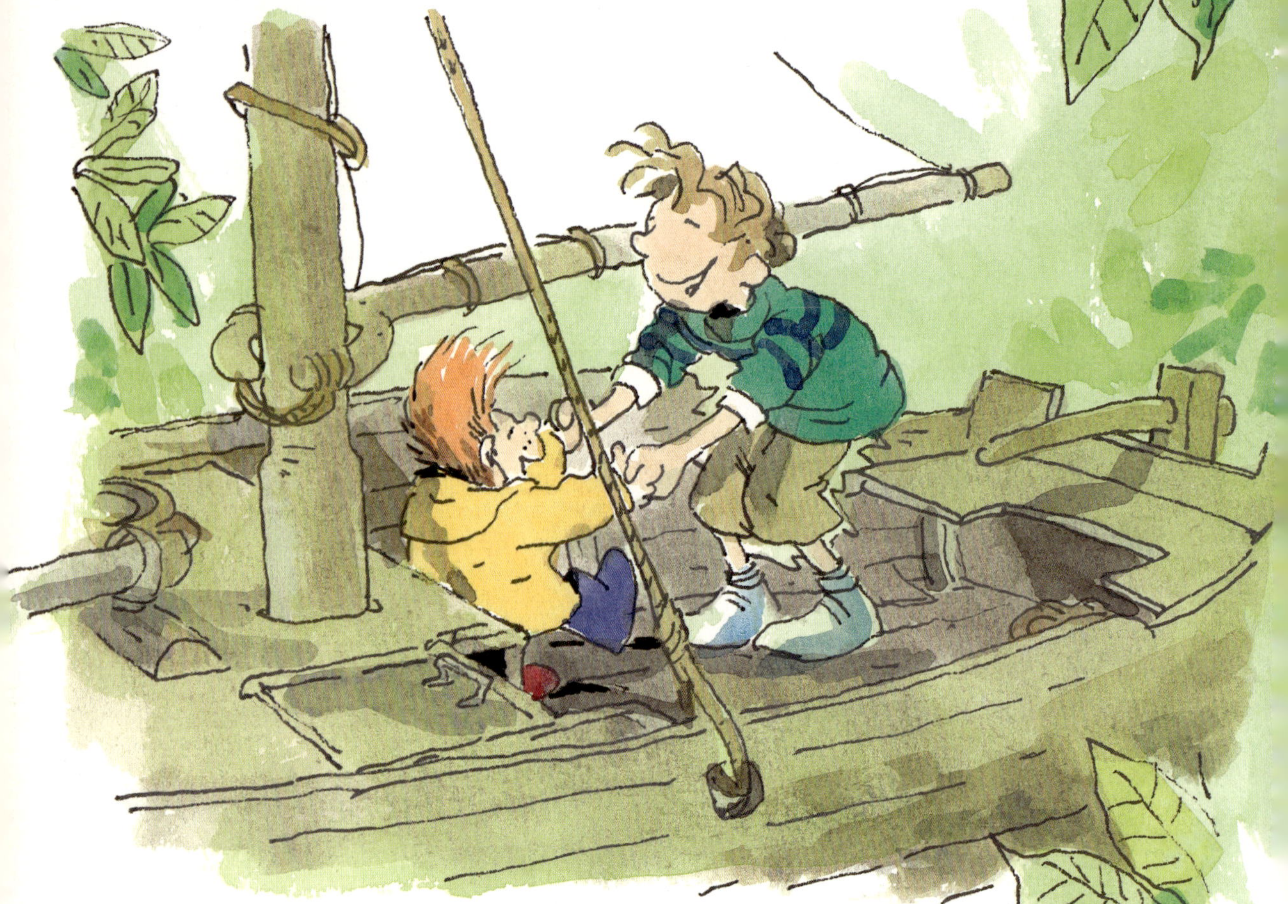

„Bleibst du jetzt hier?“, fragt Niko.
„Wenn du willst, du Landratte“,
antwortet Klabautz.

Natürlich will Niko.
Und er will Klabautz auch
das Schwimmen beibringen.
Ob das wohl was wird?

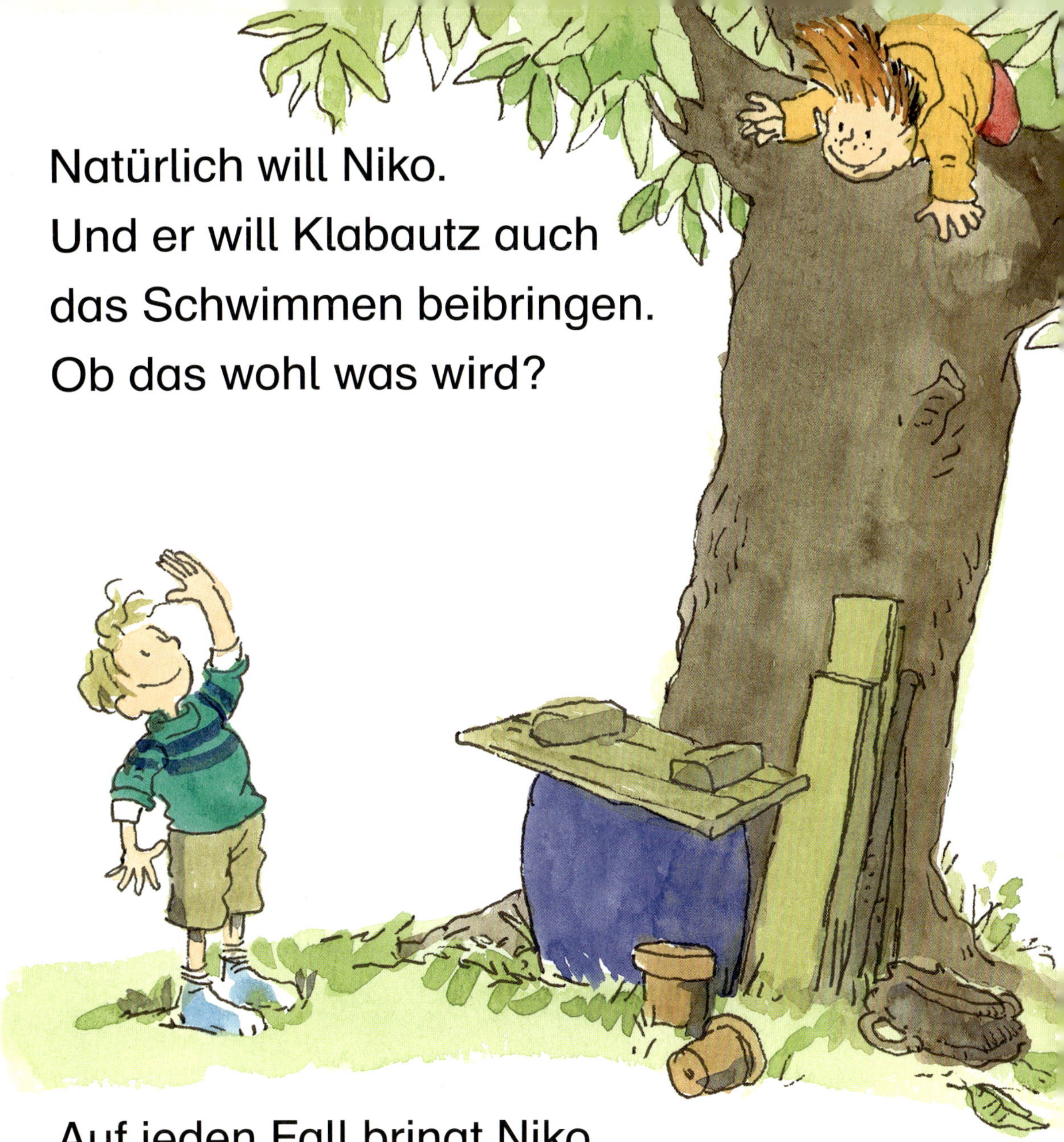

Auf jeden Fall bringt Niko
morgen einen Regenschirm
für Klabautz vorbei.
Großes Landratten-Ehrenwort!

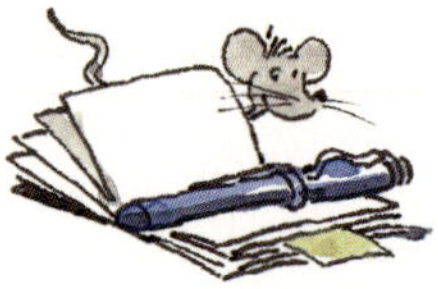

Rüdiger Bertram ist freier Autor und Journalist. Er verfasst Drehbücher für verschiedene Fernsehproduktionen und schreibt auch Kinderbücher. Von ihm stammen die ersten beiden Abenteuer mit dem Leseraben „Der hundsgemeine Bücherklau“ und „Der Leserabe jagt die miesen Miezen“.

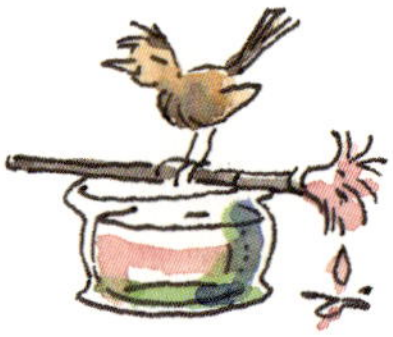

Heribert Schulmeyer, der „Papa“ des Leseraben, studierte Illustration und Grafikdesign an der Kölner Werkschule und ist seit 1981 als freier Illustrator tätig. Für das Erstleseprogramm des Ravensburger Buchverlags entwickelte er 2004 die Figur des frechen Raben. Zwei eigene Abenteuer hat der Leserabe nun schon erlebt, und Heribert Schulmeyer hat nicht nur dazu die Bilder gezeichnet, sondern lässt den Raben auch sonst fröhlich umherflattern!

Leserätsel

mit dem Leseraben

Super, du hast das ganze Buch geschafft!
Hast du die Geschichte ganz genau gelesen?
Der Leserabe hat sich ein paar spannende
Rätsel für echte Lese-Detektive ausgedacht.
Mal sehen, ob du die Fragen beantworten kannst.
Wenn nicht, lies einfach noch mal
auf den Seiten nach. Wenn du die richtigen
Antwortbuchstaben in die Kästchen auf Seite 42
eingesetzt hast, bekommst du das Lösungswort.

Fragen zur Geschichte

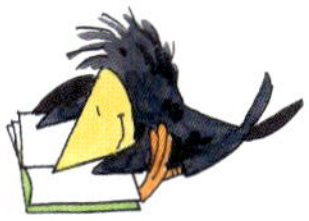

1. Was weckt Niko in der Nacht auf? (Seite 7)

P: Ein krachendes Geräusch von draußen.

K: Das Klingeln des Weckers.

2. Was sieht Niko im Kastanienbaum? (Seite 12)

U : Einen großen roten Fallschirm.

I : Im Wipfel des Baumes ankert ein Schiff.

3. Was bringt Niko für Klabautz zu essen mit? (Seite 20)

D : Eine ganze Walrossherde.

R : Ein paar Käsebrote.

4. Wie vertreibt Klabautz den frechen Stefan? (Seite 30)

A : Durch einen richtigen Kastanien-Regen.

E : Er verhaut ihn.

5. Warum hat Klabautz sein Schiff in Nikos Garten festgemacht? (Seite 37)

L : Er lebt am liebsten in Kastanienbäumen.

T : Er hat Angst vorm Wasser.

Lösungswort:

1	2	3	4	5

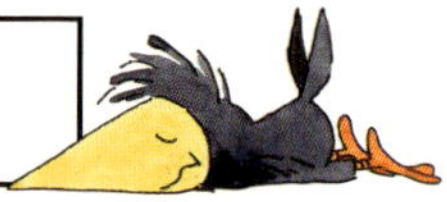

Rabenpost

Super, alles richtig gemacht! Jetzt wird es Zeit für die RABENPOST.
Schicke dem LESERABEN einfach eine Karte mit dem richtigen Lösungswort. Oder schreib eine E-Mail. Wir verlosen jeden Monat 10 Buchpakete unter den Einsendern!

An den LESERABEN
RABENPOST
Postfach 20 07
88 190 Ravensburg
Deutschland

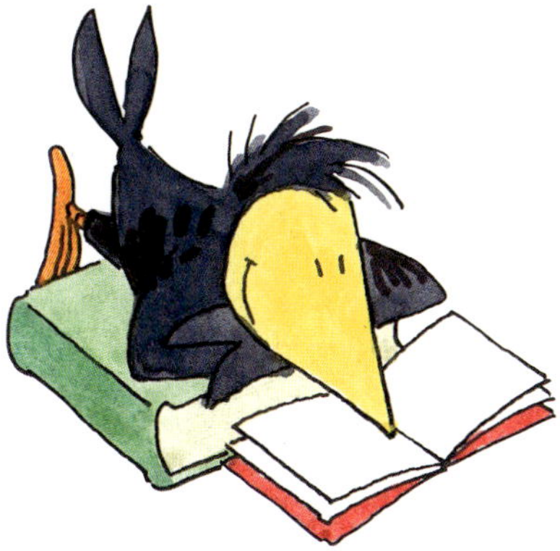

leserabe@ravensburger.de
Besuch mich doch auf meiner Webseite:
www.leserabe.de